初めの一歩は
絵で学ぶ

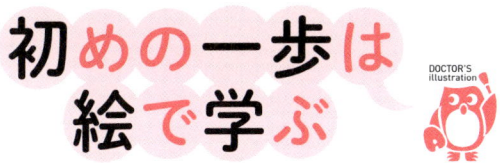

生化学

からだの不思議を解き明かす

薬学博士 生田 哲 著

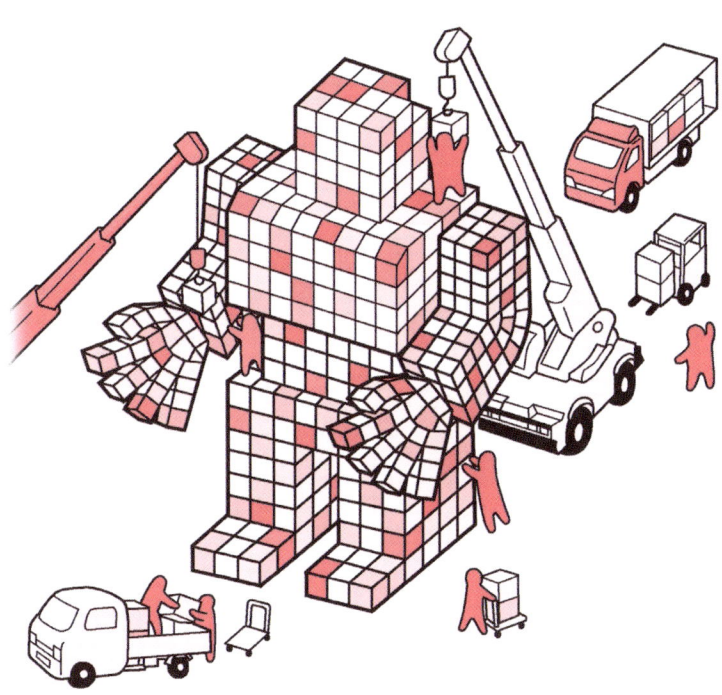

じほう

まえがき

　21世紀は生命科学の時代である。その基礎になっているのが「生化学」である。生化学？　生物学と化学を足して2で割ったような名前。たしかに，実態もその通りで，生化学は，生物がどのように生きているかを分子（物質）レベルで答えようとする学問である。

　これだから，生化学は，看護学部，医学部，薬学部，理学部，工学部などで必須科目になっている。だが，生化学の知識を必要とする人は，こういった分野の学生諸君に限らない。たとえば，医療やバイオ産業で商品開発や営業に携わる人，今後，これらの分野に進もうとする学生たちなどである。この分野でプロの職業人になろうとするなら，生化学の知識は欠かせない。

　では，生化学とはどんな学問なのか。かつての生物学は，植物の分類や光学顕微鏡による形態の観察が中心であったが，1953年に遺伝子DNAが二重らせん構造であることが発表されてから，状況が一変した。すなわち，生物学は，生命現象を分子レベルで追跡する学問に変身したのだ。こうして生化学が誕生した。

　さらに1973年になると，酵素を用いてDNAを切ったり貼ったりする組み換えDNA技術が発明され，バイオテクノロジー（遺伝子工学）が産声をあげた。もちろん，バイオテクノロジーは生化学の重要な分野の1つだ。

　では，生化学で取り扱う具体的な項目を挙げてみよう。生体分子がどんな格好をしているのか，この分子が化学反応によってどんな分子に姿を変えていくのか，化学反応を進める主役である酵素はどんなしくみで働くのか，遺伝情報はどのようにして親から子に受け継がれていくのか，栄養素はどのように体内で役立っているのか，ビタミンやミネラルはなぜ必要なのか，などである。

　生化学の取り扱う範囲がとてつもなく広いことがわかる。しかも生化学は，魅力的で興味深い分野であるから，多くのすぐれた科学者を惹きつけてきた。このおかげで研究成果がどんどん発表され，アメリカの生化学の教科書は，枕ほどの分厚い書物になってしまった。学生はもちろん，大学の教師も戸惑っている。

多くの難しい化学式や化学名を暗記させられた学生は，生化学の醍醐味を知る前に嫌気がさしてしまう．一方，教師は，どうすれば学生が生化学を勉強してくれるかと苦心するが，なにしろ，取り扱う内容が多すぎる．では，どうすればいいのか．

　まず，生化学の全体像を理解することが先決である．そこで本書は，生化学の全体像を理解することを目標に，生化学についてこれだけは知っておいてほしいという項目や日常生活にかかわる項目を選び，できるだけ平易に解説し，さらに理解を助けるために，マンガや図を多く用いた．マンガや図を見て意味が即座にわかり，解説を読んで理解が深まる．本書を読むことで生化学の基礎が自然に身につくしくみである．

　読者の方々は，人が生きるのにこれほど精密なしくみが働いているのに驚き，生きていることが不思議な出来事であることを実感されるに違いない．そして読者が生化学の楽しさを味わっていただければ，著者として嬉しく思う．

　なお，本文中の人名については敬称を省略させてもらった．本書をまとめるにあたって，ビーコム社の島田栄次氏，崎山尊教氏，さし絵を担当してくださったヤマダリッコ氏，そして株式会社じほう出版局の皆さんに感謝いたします．

2013年8月

生田　哲

目次 CONTENTS

Introduction　ようこそ生化学教室へ……………………………………… 1

第1章　からだの中で起きていること　5

- 1-1　私たちのからだは食べものからつくられる…………………… 6
- 1-2　食べものの運命を追う………………………………………… 8
- 1-3　ヒトは60兆個の細胞からできている………………………… 10
- 1-4　人体の構成成分とその働き…………………………………… 12
- 1-5　私たちはエネルギーを消費して生きている…………………… 14
- 1-6　細胞の増殖のしかた…………………………………………… 16
- 1-7　人体を構成するシステム……………………………………… 18
- 1-8　すべての生きものは細胞からできている……………………… 20
- 1-9　複雑な構造の真核細胞………………………………………… 22
- 1-10　単純な構造の原核細胞………………………………………… 24
- 1-11　細胞を生かす三大栄養素……………………………………… 26
- 1-12　糖質は脳とからだのエネルギー源…………………………… 28
- 1-13　全身を1分以内にかけめぐる血液…………………………… 30
- 1-14　大量の酸素を運ぶヘモグロビンの秘密……………………… 32
- 1-15　からだの中で起こっている化学反応………………………… 34
- 1-16　体内の化学反応を円滑に進める酵素………………………… 36
- 1-17　生体の「エネルギー通貨」ATPの秘密……………………… 38
- 1-18　エネルギーを表す単位 "cal（カロリー）"…………………… 40
- 1-19　生体を維持する3つの「仕事」(1)………………………… 42
- 1-20　生体を維持する3つの「仕事」(2)………………………… 44
- 1-21　生きることの基本は電気だ！………………………………… 46
- 1-22　興奮はこうして伝わる………………………………………… 48
  - Column　おさらいしよう！　化学の基礎………………………… 50

v

第2章 からだをつくる分子たち　51

- 2-1　食べものの消化と吸収　52
- 2-2　主な栄養素の運命　54
- 2-3　DNAとRNAの姿　56
- 2-4　DNAの立体構造　58
- 2-5　美しい二重らせん　60
- 2-6　細胞をつくるタンパク質　62
- 2-7　アミノ酸の性質　64
- 2-8　タンパク質はどのようにしてできるのか？　66
- 2-9　タンパク質の多様性は無限大　68
- 2-10　タンパク質のかたちを決定する2つの原理　70
- 2-11　タンパク質はどんな格好をしているのか　72
- 2-12　糖質はヒトのエネルギー源だ　74
- 2-13　糖質の最小単位「単糖類」　76
- 2-14　二糖類，三糖類，オリゴ糖　78
- 2-15　糖がたくさんつながった多糖類　80
- 2-16　ブドウ糖のつながり方で米の粘り具合が決まる　82
- 2-17　脂質とは何か？　84
- 2-18　融けやすい脂肪酸と融けにくい脂肪酸　86
- 2-19　飽和脂肪酸と不飽和脂肪酸　88
- 2-20　脂肪酸の融点の違い　90
- Column　β-カロチンのナゾ　92

第3章 生体の触媒　93

- 3-1　化学反応を穏やかにする酵素の秘密　94
- 3-2　タンパク質以外の成分を要求する酵素　96
- 3-3　命を与える物質「ビタミン」　98
- 3-4　ビタミン発見の歴史　100
- 3-5　ビタミンには水溶性と脂溶性がある　102

3-6	水溶性ビタミンは体内に蓄積できない	104
3-7	人体の4％を構成するミネラル	106
3-8	メジャー・ミネラルの働き	108
3-9	侮ってはならないマイナー・ミネラルの働き	110
Column	酵素は6種類に分けられる	112

第4章　ヒトが生きていくために　　113

4-1	ヒトは呼吸代謝によって生きる	114
4-2	解糖系，TCA回路，電子伝達系	116
4-3	酸素は有毒物質である	118
4-4	酸素を使う利点は何か？	120
4-5	脳は酸素不足に弱い	122
4-6	体内でのビタミンの働き	124
4-7	脳が食欲をコントロールする	126
4-8	基礎代謝	128
4-9	血液型とは	130
4-10	血液型はこうして決まる	132
4-11	血液はどのように固まるのか？	134
4-12	カルシウムは生命の基本だ	136
4-13	生体はどのようにカルシウムを利用するのか？	138
4-14	高齢者を襲う骨粗しょう症	140
4-15	骨と女性ホルモン	142
Column	遺伝子の欠陥を修正するビタミンとミネラル	144

第5章　からだの情報学　　145

5-1	親から子へ，細胞から細胞へ伝わる遺伝子	146
5-2	遺伝子の居場所	148
5-3	ゲノムとは何か？	150
5-4	ヒトゲノムのごく一部分が遺伝子である	152

5-5	DNAが自らのコピーをつくる「複製」	154
5-6	転写のプロセス	156
5-7	DNAの情報はDNA→RNA→タンパク質と流れる	158
5-8	秘密の遺伝暗号	160
5-9	大腸菌からヒトまで共通の遺伝暗号表	162
5-10	全64種類のコドンの働き	164
5-11	翻訳のしくみ	166
5-12	原核細胞と真核細胞の転写と翻訳のしかた	168
5-13	RNAのスプライシング	170
5-14	真核細胞のタンパク質は糖鎖がついて完成	172
5-15	DNAにミススペリングが起こっている	174
5-16	ミススペリングを発生させる外的な要因	176
5-17	DNAのミススペリングとその修復	178
5-18	DNAダメージを修復する5つのステップ	180
5-19	p53が細胞の自殺を命令する	182
5-20	DNAを破壊する活性酸素，DNAを守る抗酸化物質	184
5-21	抗酸化物質が活性酸素を分解する	186
	Column ミススペリングはがんを引き起こす	188

絵で学ぶFile一覧 ……………………… 189
索引 ………………………………………… 191

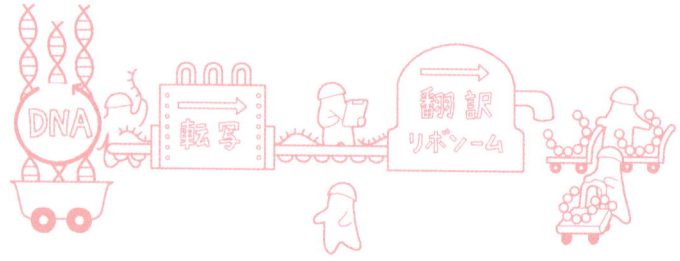

Introduction
ようこそ生化学教室へ

　純くんと玲奈さんは今年入学したばかりの大学1年生。「生化学」って何だろう？　よくわからないまま，千住博士の「生化学」教室の講義室にやってきた。

- ふーっ，腹減った〜。この講義がすめばやっと昼飯だー。
- 食欲は旺盛なのね。学習意欲も旺盛なら素晴らしいのにね。
- へへっ，ヒトって何で食べないと生きていけないんだろう。ぼくには1日5食必要かもな。
- 自慢することなの？　純くんの胃袋はどうなっているの…？
- うーん，感心！　感心！
- あっ，先生!?
- 君たちは素晴らしいな。食べないと生きていけないのはどうしてだろうね。うむ，そのように疑問に思うことから学問が始まるんだ。
  さて，これから皆さんと一緒に「生化学」を学んでいく千住です。

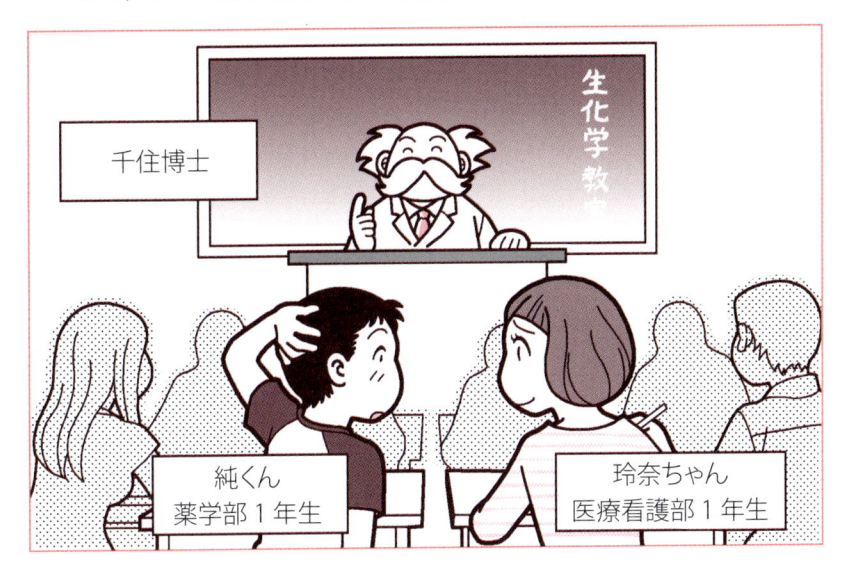

生化学とは何か

　なぜ，私たちは呼吸をするのか。なぜ，私たちは食べるのか。なぜ，1日の食事は3度なのか。食べものは体内でどのように役立つのか。どんな食べものを食べれば，より健康に生きられるのか。

　なぜ，ビタミンやミネラルを摂らねばならないのか。がんは遺伝子の病気というが，それはどういう意味なのか。なぜ，日焼けしすぎると皮膚がんになりやすいのか。なぜ，世界で糖尿病が爆発的に増えているのか。インスリンは糖尿病の治療にどのように役立っているのか。

　ここに挙げたのは，昔から人々が人体について抱いてきたナゾであり，素朴な疑問である。私たちの体内で起こっていることを知りたい。生化学は，こういった疑問に化学の言葉で答えてくれる学問である。すなわち，生化学は，生命現象を分子レベルで明らかにしようとする学問である。

　だから，生化学の取り扱う範囲は，医療を含めたバイオ産業から日常生活まで幅広い。バイオ産業にどんなものがあるかというと，遺伝子工学（バイオテクノロジー），遺伝子診断，遺伝子治療，再生医療，オーダーメード医療など。

　こういった分野を果実とするなら，生化学は木の幹に相当する。生化学を必要とする人々は，看護師，薬剤師，研修医などの医療従事者ばかりでなく，バイオ産業にかかわる人々や，今後，バイオ産業に進もうとする学生たちである。

　最初に学ぶべきことは何か？　長年にわたり生化学を教えてきた経験から，読者が最大の利益を得るには，まず，生化学の原理をよく理解し，しっかり身につけることが重要であると信じている。原理を理解することなく，表面的あるいは断片的な知識だけを拾い集めても役に立たない。だが，原理を把握するなら，生化学という幹から誕生する果実，すなわち新しい技術をそれほど苦労することなく短時間の学習で理解することができる。

細胞生物学と分子生物学の融合

　生化学で取り扱う生命現象を，いくつか例を挙げてみよう。ヒトは細胞の集まりというが，その細胞は何からできているのか。細胞を構成する分子には，どのようなものがあるか，そして，その分子がどのように集まっているのか。細胞は他の細胞とどのように連絡を取り合っているのか。

細胞の集まりである組織は，ヒト個体を維持するのにどのような役割を果たすのか。ヒトはどのようにして生きているのか。遺伝はどんなしくみで起こるのか。これらの問いに化学を手段として答えるのが「生化学」である。

　生化学は，別名，「生物化学」「生命化学」「生命科学」とも呼ばれるが，本書では「生化学」という名称に統一する。それから，1950年代に誕生した「分子生物学」，別名「分子遺伝学」は，遺伝子の本体であるDNA（デオキシリボ核酸）を中心に生きものを研究する学問であり，これまでに多くの華々しい成果をあげてきた。この「分子生物学」は生化学の重要な一分野である。

　1950年代以降，生化学の研究は2つの道に分かれて発展してきた。1つめは，細胞の構造，細胞器官の働き，物質の体内におけるモデルチェンジ（代謝）を追跡する伝統的な研究である。

　2つめは，DNAを中心に生きものをみていく分子生物学である。だが，最近になってDNAレベルで細胞の働きや代謝を研究するようになり，伝統的な研究と新しい分子生物学がうまく融合してきている。生化学が未熟な段階を過ぎさり，学問として成熟期に向かいつつある証拠である。

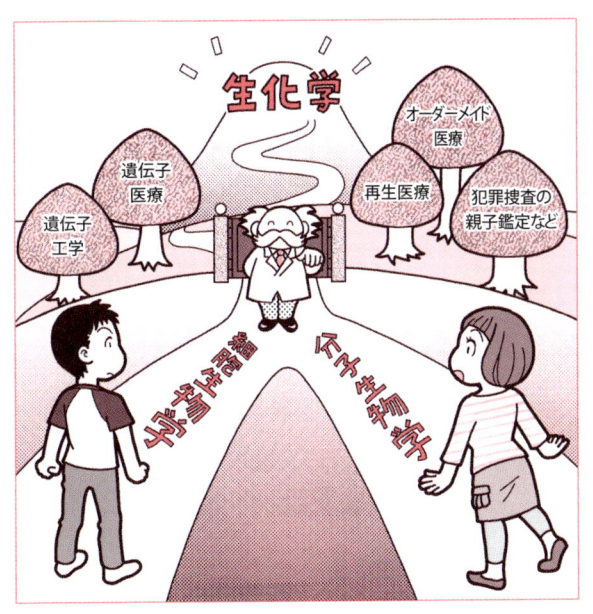

🧓 どうかな？　以上が，生化学を初めて学ぶ諸君への最初の言葉じゃ。そこのお腹がすいている君，なぜ食事を摂らなければならないのか，じっくりと生体の不思議を学んでいこうな。

👦 は，はい…。

👧 プッ（笑）。

🧓 では，生化学の扉を開くぞ。

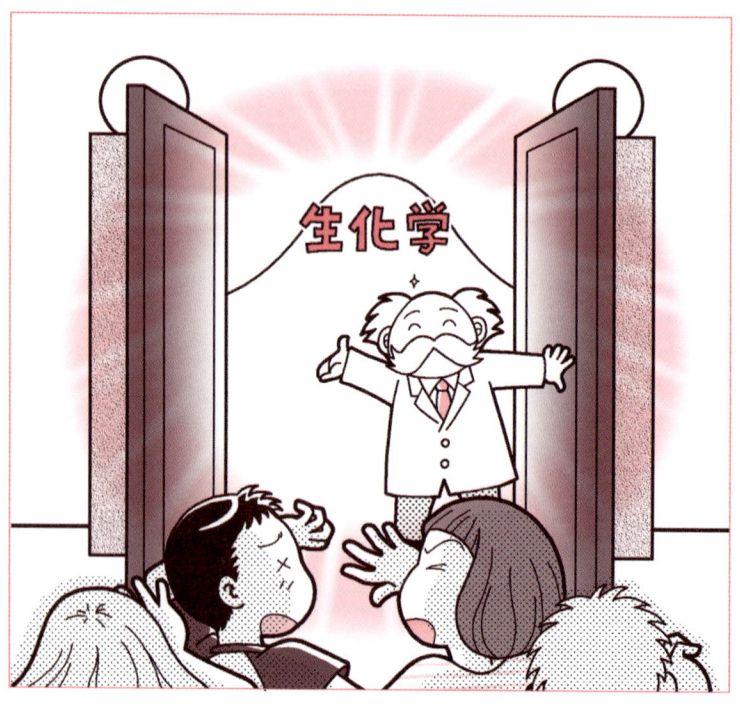

第 **1** 章

からだの中で
起きていること

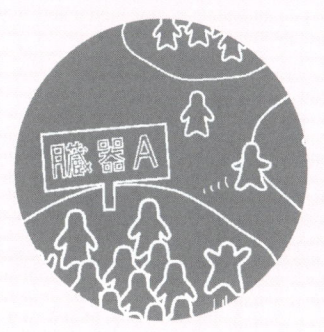

Chapter 1-1 私たちのからだは食べものからつくられる

からだを貫く1本の管

　私たちは，私たちが口にする食べものからできている。脳，心臓，肺，骨，血液なども私たちが毎日，口にする食べものが姿を変えたものである。よい食べものを食べれば，からだが健康になり，頭も冴え，新しいアイディアも浮かんでくる。からだによい食べものを食べる理由は，ここにある。

　では，食べものがどのように体内に取り込まれるかをみていこう。

　人体の中央には1本の太くて長い管（くだ）が通っている。この管を**消化器系**という。この管の入り口が口で，食道，胃，小腸，大腸，直腸，そして最後に肛門が出口となっている。食べものが消化器系を通るとき，からだは水と栄養素を吸収する。消化器系の役割は，からだに栄養素と水を与えることなのである。

　食べものは口の中の丈夫な歯で力強く噛まれ，元の姿を失い，ドロドロの塊（かたまり）になる。これを**消化物**と呼ぶことにする。ノドから飲み込まれた消化物は，食道を通り過ぎて胃に送られ，もみくちゃにされ，胆汁や消化酵素が待ち受けている小腸の最初の部分である十二指腸に送られる。小腸に送られてきた消化物は消化酵素によって分解され，糖質，脂質，タンパク質，ビタミン，ミネラルなどの栄養素は腸管から体内に吸収され，血液に溶け込む。

　しかし消化物には，小腸で吸収しきれない栄養素がわずかに含まれている。この消化物が大腸に送られて，水分の大部分が吸収される。大腸を通り過ぎた消化物は，栄養素がほとんど残っていないカスである。このカスは肛門から便となって排泄される。これが食べものの運命である。

　消化器系の役割って，とても大きいのね。

　うん，やっぱり食べることは重要なんだ。たくさん食べなくては！

　食べもののことはいったん忘れて！　次に消化器系のルートを詳しくみていこう。

File 1 消化器系

からだの中心にあるこの太く長い管が、からだをつくる根幹だ

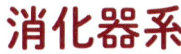

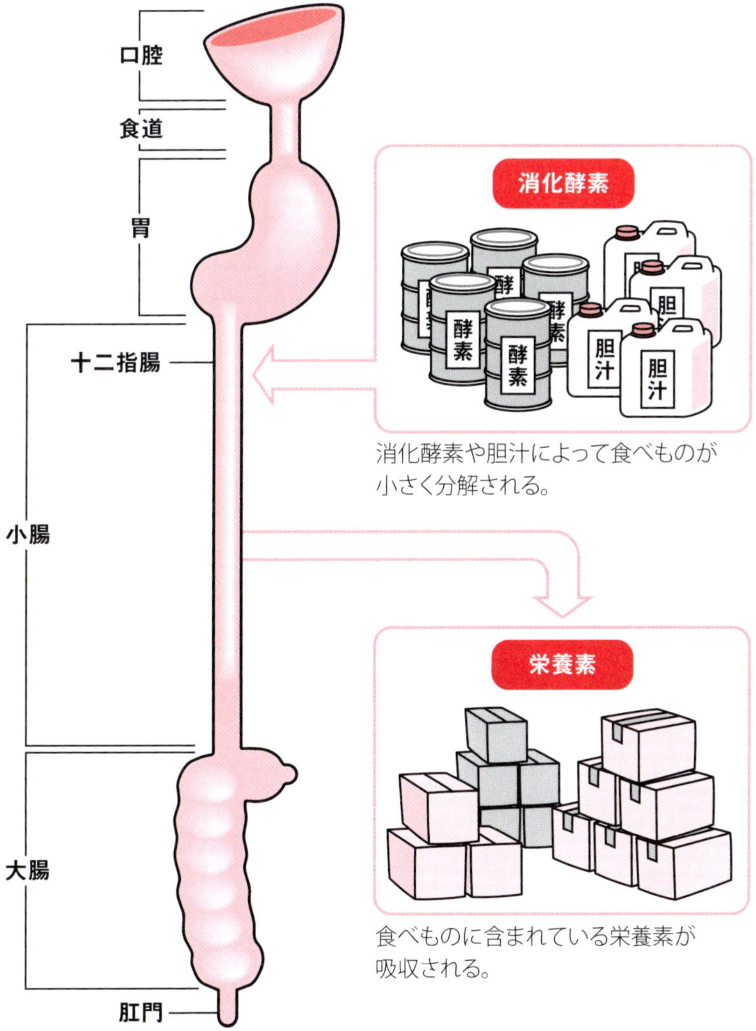

第1章 からだの中で起きていること

口腔
食道
胃
十二指腸
小腸
大腸
肛門

消化酵素

消化酵素や胆汁によって食べものが小さく分解される。

栄養素

食べものに含まれている栄養素が吸収される。

Chapter 1-2 食べものの運命を追う

食べものを分解・吸収する消化器系ルート

　ヒトの消化器系の位置に注意しながら，食べものの運命を追ってみよう。今，リンゴを口に運んだところである。一口かじったら，リンゴがとてもおいしかったので，自然に**唾液**がたくさん出てきた。唾液がリンゴとよく混ざることによって飲み込みやすくなる。

　あごを上下に動かし，リンゴを歯で何回も強く噛み砕いた。口の中でリンゴを噛む強さや回数は，私たちの心がけ，つまり，意志によってコントロールできる。だが，それも口の中までの話で，そこから先の食道に入るやいなや，意志によるコントロールがきかなくなる。

　歯で噛み砕かれた**消化物**はノドから飲み込まれ，食道を通って胃に入る。胃に到着した消化物は，ここで力強くかき混ぜられながら，強酸性の**胃液**によってさらに**分解**される。このように胃は消化物を分解する。しかし胃は，消化物や**栄養素**の大部分を**吸収**するのではなく，消化物を一時的に貯蔵しておくだけである。

　胃や小腸には**ホルモン**や**酵素**がたくさんあり，これらが互いに協力して消化物を栄養素に分解する。消化物が小腸を移動するうちに，そこに含まれる栄養素が吸収される。栄養素の大部分は，小腸で吸収されるのである。

　消化物が小腸をゆっくり移動するのは，消化物が分解されて栄養素になるのに時間がかかるだけでなく，栄養素が小腸から吸収されるのにも時間がかかるからである。小腸が約3mと長いのは，このためなのである。

　小腸で消化物から栄養素が吸収され，残りが大腸にたどり着く。大腸は最後の吸収が起こる箇所であり，主に水や塩分が吸収される。それでもまだ残っているカスは便となって蓄えられ，やがて肛門から排泄される。

 ホルモンや酵素の話が出てきたが，ここでは「ホルモン＝体の機能をコントロールする物質」「酵素＝体内で起こる化学反応を進める物質」という認識でよい。

ホルモン➡p.18
酵素➡［File16, 43］

File 2 消化器の役割

食べものをドロドロにして栄養素や水分を吸収する

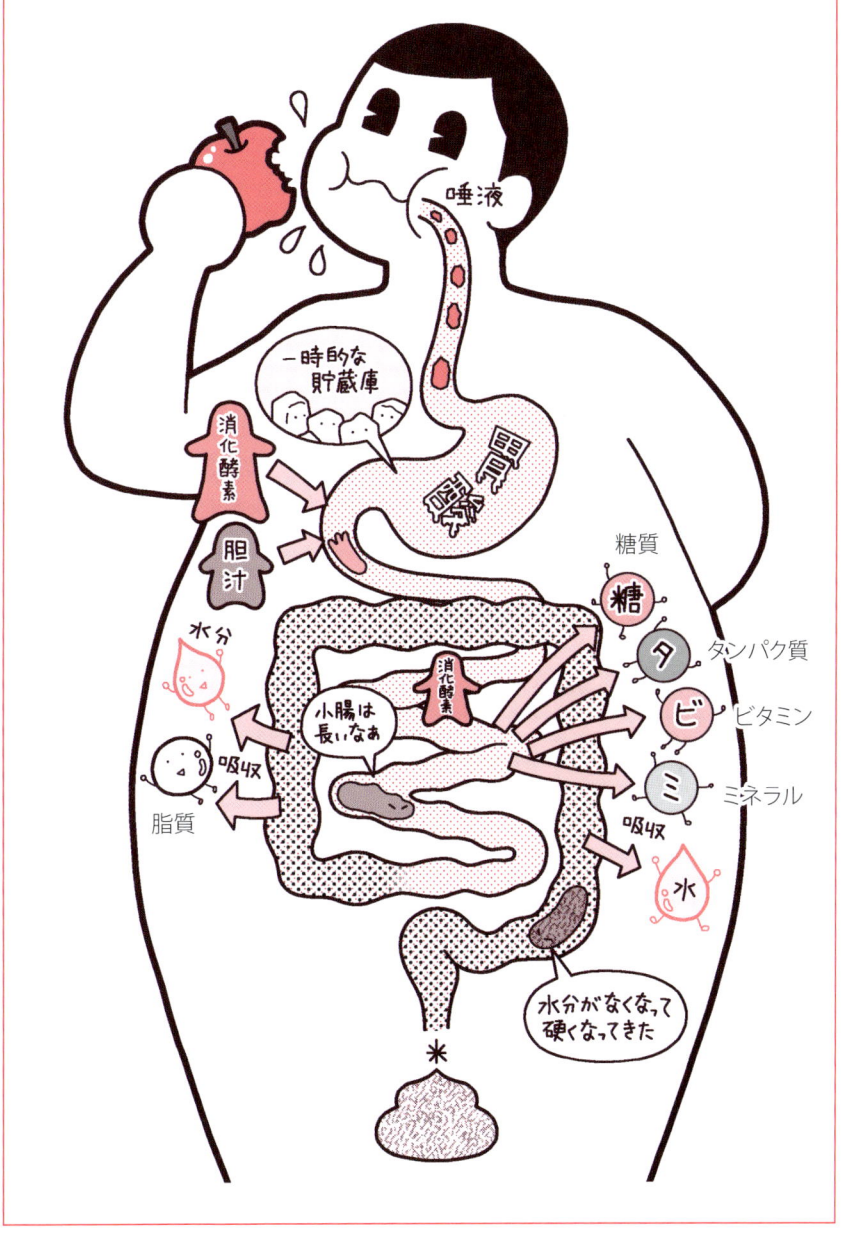

Chapter 1-3 ヒトは60兆個の細胞からできている

絶えず分解・生産されている部品

　エジプトのピラミッドやスフィンクスは時間の経過とともに自然に風化して壊れていくが，ヒトや動物は健康に生きている限り，からだが自然に壊れるということはない。

　からだの細胞をつくる部品は絶えず分解されているが，その都度，新しい部品がつくられているからだ。この新しい部品をつくるには材料が必要である。この材料を提供するのが，私たちが口にする食べものに含まれる栄養素である。

　人体を構成する部品は絶えず分解され，生産されているが，外見上の変化は見られない。分解と生産バランスが保たれているからである。

　人体は物質で構成されている。その物質は，**三大栄養素**，**微量栄養素**，**水**（ヒトの体重の約60％を占める）である。三大栄養素は，**タンパク質**，**脂質**，**糖質**（炭水化物）で，微量栄養素は**ミネラル**と**ビタミン**である。

　人体は，臓器，骨，血液，皮膚，髪の毛，爪，神経，血管などの部品からできている。これらの部品を形づくる組織は，同じ働きをする多数の細胞の集まりである。

　要するに，ヒトは約60兆個もの細胞の集まりなのである。だが，ヒトは細胞が単に集まったものではなく，細胞が集まり組織となり，それぞれの役割をもった臓器となり，臓器が秩序正しく配置され，すべての臓器が脳によってコントロールされている。

　植物でも動物でもそうだが，すべての生きものを構成する生命をもった最小の単位が細胞である。ここでいう生命とは，栄養素さえあれば，自力で生きていけることをいう。人体を構成する細胞は，栄養素を取り込むことで自力で生きているのである。

 臓器や骨，血液など，人体を形づくる部品は，細胞からできておるのじゃ。

 その細胞が生きていくために必要なのが栄養素なのね。

細胞の営み・栄養素がつくるからだの部品

File 3

生きものを構成する生命をもった最小の単位が細胞だ

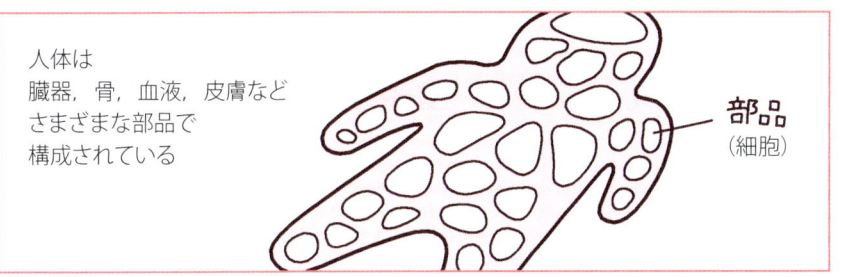

人体は臓器，骨，血液，皮膚などさまざまな部品で構成されている

部品（細胞）

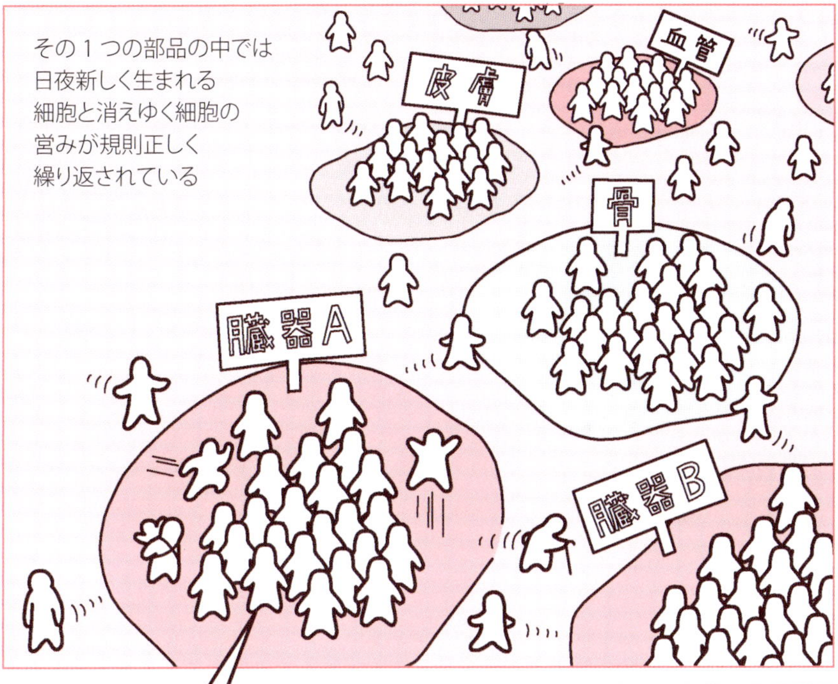

その1つの部品の中では日夜新しく生まれる細胞と消えゆく細胞の営みが規則正しく繰り返されている

皮膚　血管　骨　臓器A　臓器B

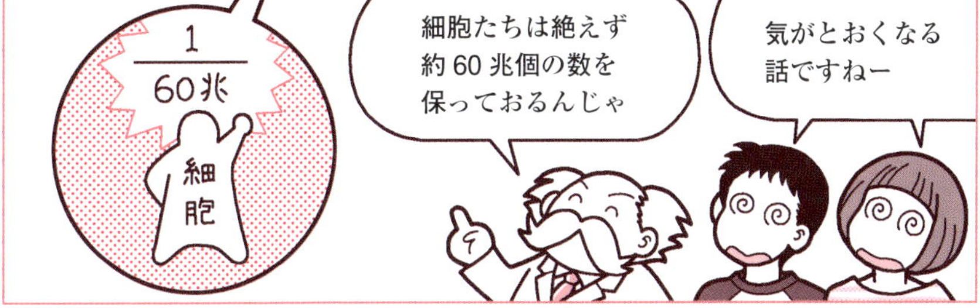

$\frac{1}{60兆}$ 細胞

細胞たちは絶えず約60兆個の数を保っておるんじゃ

気がとおくなる話ですねー

Chapter 1-4 人体の構成成分とその働き

細胞はどんな物質でできているのか

　細胞を乾燥させてから細胞に占める**生体物質**の割合を測定すると，タンパク質70％，脂質12％，**核酸**7％，糖質5％，ミネラルほか6％となる。

　細胞の主な建材はタンパク質であることがわかる。だが，タンパク質は，体内での化学反応を迅速に進めるための**触媒**としても働いている。

　触媒とは「ほんの少量を加えるだけで化学反応を著しく速めるが，自らは消費されない物質」と定義されている。この**生体触媒**が酵素だ。

　触媒はリサイクルされるから，原理的には化学反応によって消費されるものではない。だが，実際には触媒の性能が少しずつ落ちていく。

　脂質は柔らかく，その性質を利用し，臓器や細胞を包んで保護する。激しい運動をしたときに，脂質がクッションとなって臓器の損傷を防いでいる。細胞を包む細胞膜も脂質でできている。そして脂質は，飢餓に備えて体内に蓄えられるエネルギー貯蔵物質でもある。

　糖質は，**ブドウ糖**がたくさんつながった**グリコーゲン**という物質となって肝臓に貯蔵され，必要に応じて切断されてブドウ糖に戻る。このブドウ糖は，酸素といっしょに血液によって全身の組織に運ばれ，細胞が生きるためのエネルギー源として利用される。

　ミネラルには，**カルシウム**，**マグネシウム**，**リン**，**ナトリウム**，**カリウム**，**鉄**などがある。カルシウム，マグネシウム，リンは骨の主成分。ナトリウムやカリウムは細胞膜の内側をマイナスに，外側をプラスに**荷電**させる。この荷電があるからこそ，ヒトの生命活動が発生する。

　すなわち，脳の神経細胞で発生した刺激が電気信号となって別の神経細胞に伝わり，意識，感覚，記憶を生み出し，またこの電気信号が人体のそれぞれの箇所に伝わって筋肉を動かすことで，からだを動かすことができるのである。

荷電 ➡ p.46

からだの構成成分

File 4

水を除いた生体物質の70%がタンパク質

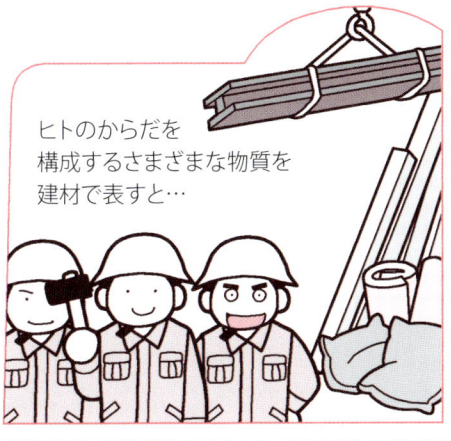

ヒトのからだを構成するさまざまな物質を建材で表すと…

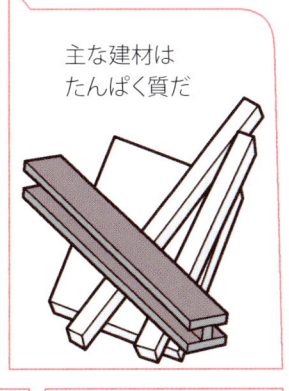

主な建材はたんぱく質だ

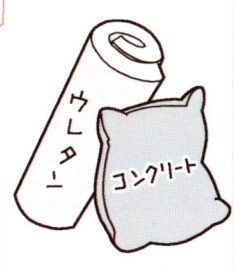

家を衝撃から守るのが脂質

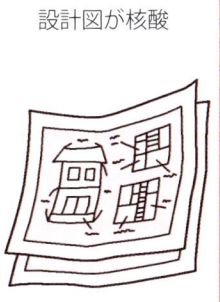

設計図が核酸

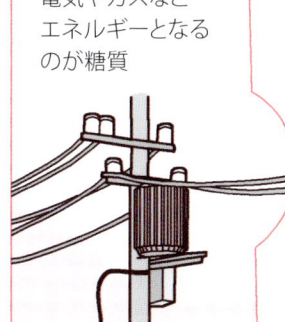

電気やガスなどエネルギーとなるのが糖質

微量ながら建付けを維持するのに大切なのがミネラルだ

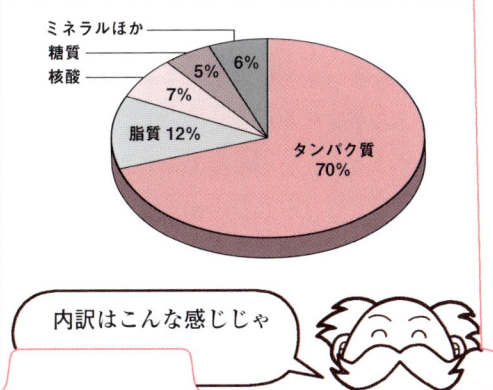

タンパク質 70%
脂質 12%
核酸 7%
糖質 5%
ミネラルほか 6%

内訳はこんな感じじゃ

Chapter 1-5 私たちはエネルギーを消費して生きている

体温を維持し，活動の源となるエネルギー

　ヒトの体温は，気温や室温に関係なく，約37℃に維持されている。だから，人体は穏和なストーブと思えばよい。本物のストーブは高温になり，手で触れると火傷するが，人体は高温にならないのはどうしてか。ストーブでは燃料が酸素とドッキングして一気に燃え高温に達する。一方，体内での**燃焼**では**三大栄養素**（タンパク質，脂質，糖質）が**酵素**によって**酸素**とゆっくりドッキングしながら燃えるため，高温に達しないのである。

　三大栄養素が燃焼する際に発生する熱エネルギーが，体温の源である。だが，三大栄養素の燃焼によるエネルギーがすべて熱となるわけではない。ヒトが活動するために筋肉を動かす，酸素を体内に取り入れるために呼吸するのにもエネルギーが使われている。

体内で起こる物質のモデルチェンジ

　エネルギーは体内における物質のモデルチェンジにも欠かせない。砂糖を多く含んだ食品をたくさん食べると脂肪がついて太るのは，砂糖が体内で脂質に変換されるからである。タンパク質から脂質や糖質をつくることができるし，脂質からタンパク質や糖質をつくることも，糖質からタンパク質や脂質をつくることもできる。三大栄養素は酵素によって相互に変換されている。この酵素を働かせるにもエネルギーが消費される。

　また，酵素は，三大栄養素のモデルチェンジだけでなく，体内で起こるすべての化学反応を促進する。すなわち，**代謝**を実行する主役が酵素なのである。

　体温の維持にも，筋肉を動かすにも，酵素を働かせるにも，体内でできた不要物質を排泄するにも，脳を働かせて考えるにもエネルギーが必要である。私たちはエネルギーを消費して生きているのだが，このエネルギーを私たちは毎日の食べものから摂取している。

三大栄養素 ➡ ［File11］

エネルギーの使い道

酵素の働きによるゆっくりした燃焼が活動の源となる

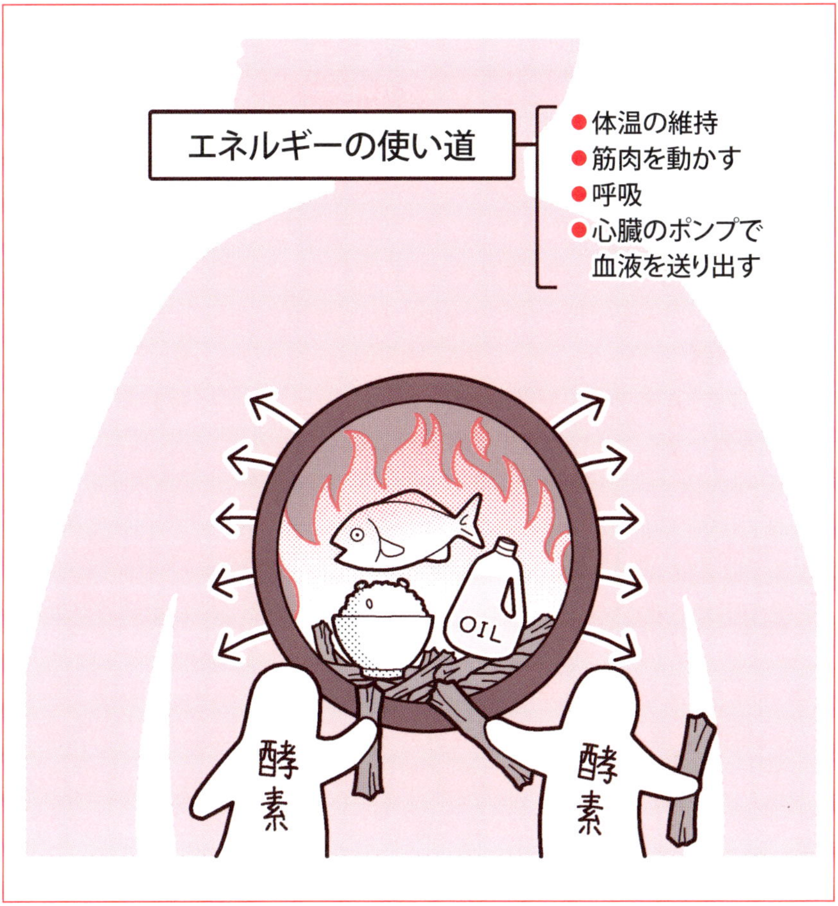

第1章 からだの中で起きていること

エネルギーの使い道
- 体温の維持
- 筋肉を動かす
- 呼吸
- 心臓のポンプで血液を送り出す

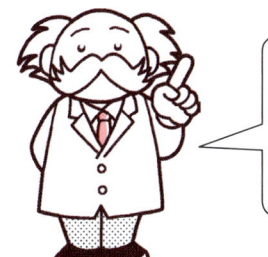

栄養素が酸素とゆっくり反応しながら燃えるから体温はほどほどに保たれているのじゃ

15

Chapter 1-6 細胞の増殖のしかた

細胞の数は絶妙のバランスで保たれている

　人体は**細胞**でできていて，細胞には寿命がある。たとえば，垢(あか)は皮膚細胞の死骸である。肝臓や肺などの細胞も死んでいくが，肝臓や肺に穴があくわけでもないし，縮むわけでもない。死んだ細胞のあった箇所には，まったく同じ新しい細胞が誕生し，死んだ細胞の代わりに働くからである。

　新しい細胞のでき方はこうだ。まず1個の細胞が成長して大きくなる。次に，この細胞が2個に分裂する。細胞の建築材料はタンパク質，脂質，糖質である。この材料を利用して**母細胞**は，自らとまったく同じ**娘(じょう)細胞**をつくる。新しい細胞がコピーされると，細胞の総数がどんどん増えていくように思うが，うまい具合に古い細胞が死んでいくから，細胞の総数は変わらない。

遺伝子はDNAという単純な物質

　子どもの顔，身長，性格，行動は親に似ている。このように親から子，そして孫に生物学的な特徴が伝わる現象を遺伝という。遺伝をつかさどるのが，**遺伝子**である。遺伝子は複雑で神秘的なものと思われていたが，1950年代に，**DNA**（デオキシリボ核酸）という単純な物質であることが明らかになった。

　私たちが牛肉や豚肉を食べて，ウシやブタのDNAを摂取しても，ウシやブタにならないのは，摂取したDNAを胃腸の消化酵素でバラバラに分解するからである。そして私たちに必要なDNAは体内で**アミノ酸**からつくられる。

　遺伝子DNAは，タンパク質をつくる料理本のようなものである。細胞が料理本に書かれたレシピを使って，自らが必要とするタンパク質をつくるのである。このタンパク質が，新しく誕生する細胞の建築材料となったり，神経伝達物質やホルモンをつくる酵素になる。

　死んだ細胞の数だけ，新しい細胞が生まれるのね。

　そう，ヒトの細胞の総数は変わらないのじゃ。

遺伝子➡［File68］，DNA➡［File27］，アミノ酸➡［File29，30］

File 6 細胞の総数は変わらない

生きている限り続く生命の営み

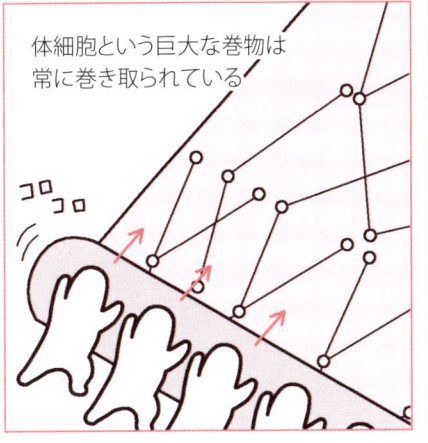

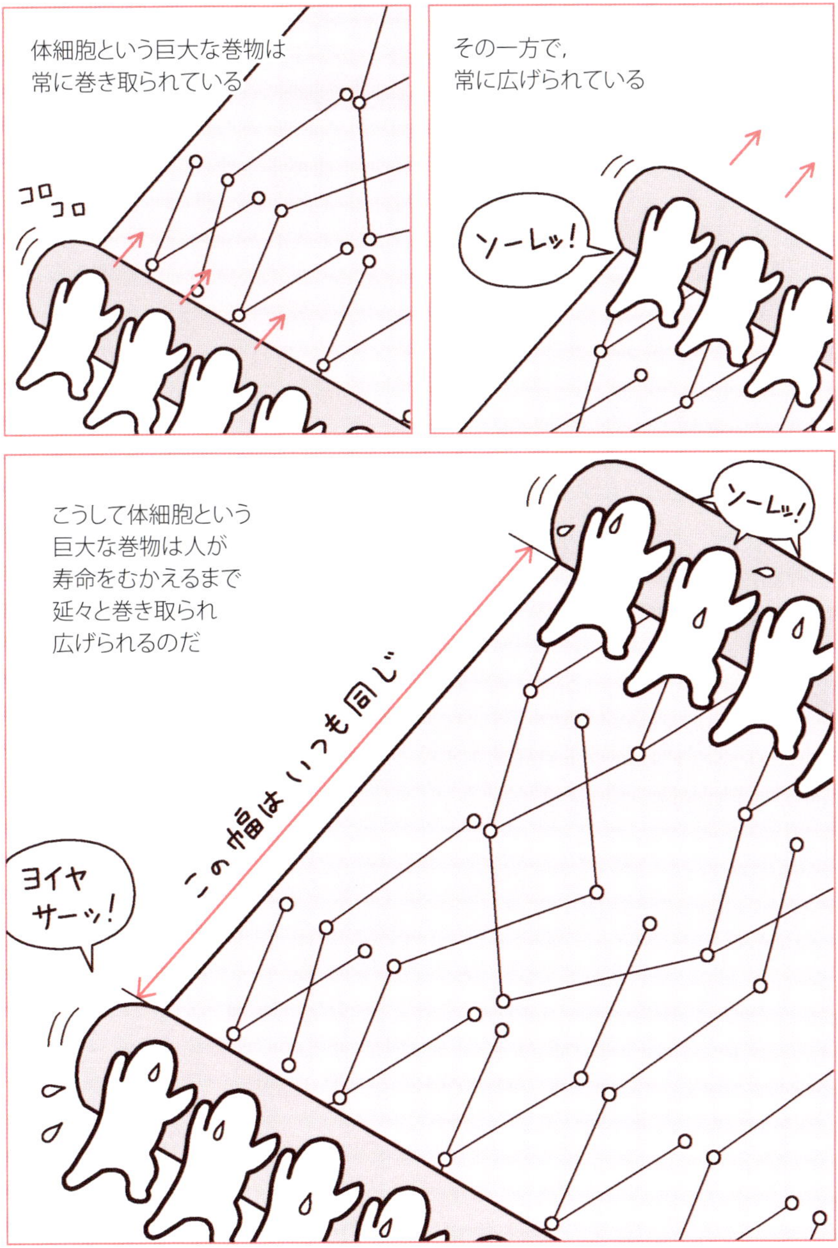

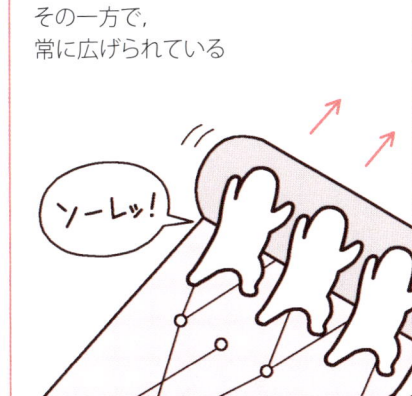

Chapter 1-7 人体を構成するシステム

人体を細かくみていくと

　人体は多くの**システム**（系）からできている。システム（系）には，食べものを消化・吸収する**消化器系**，からだを動かす**筋肉系**，ホルモンをコントロールする**内分泌系**，酸素を取り入れ，二酸化炭素を排出する**呼吸器系**，皮膚，髪，爪などの**外皮系**，からだ中に張り巡らされた神経のネットワークである**神経系**，不要になった物質を尿として排泄する**泌尿器系**などがある。

　ホルモンは細胞がつくるタンパク質で，その働きは，からだを成長させたり，バクテリア（細菌）やウイルスなどのバイ菌から身を守るための免疫を発動させるための信号になっている。

　また，ホルモンで特筆すべきは，非常に低い濃度であっても大きな効果を発揮することだ。たとえば，内分泌系から放出された微量のホルモンが筋肉系に作用し，筋肉を発達させたり，呼吸器系に働きかけて呼吸を早めたりする。

　このようにヒトが健康に生きるには，それぞれのシステムが正しく機能するだけでなく，システムとシステムの連絡を密にとり合い，全体の調和を保つことが要求される。

 ヒトの体内では常にからだの機能を正常に保つ機能が働いている。これを**恒常性（ホメオスタシス）**という。

システムよりも小さな単位・臓器

　心臓，肝臓，腎臓，肺，胃，腸などの**臓器**は，システムよりも小さな単位である。臓器はたくさんの組織の集まりで，その組織は，数万から数百万もの細胞が集まってできている。

　細胞は何からできているかというと，タンパク質や核酸といった巨大分子，脂質や水などの小さな分子，そして糖質である。

　糖質はあるときには小さく，また別のときには大きな分子に姿を変える。たとえば，ブドウ糖は小さな分子だが，それが数千から数万も連なったグリコーゲン，デンプン，セルロースは巨大分子である。分子をさらに細かく分割していけば，やがて原子に到達する。

File 7 人体を構成するシステム（系）

人体を細かくみていくと原子にまで到達する

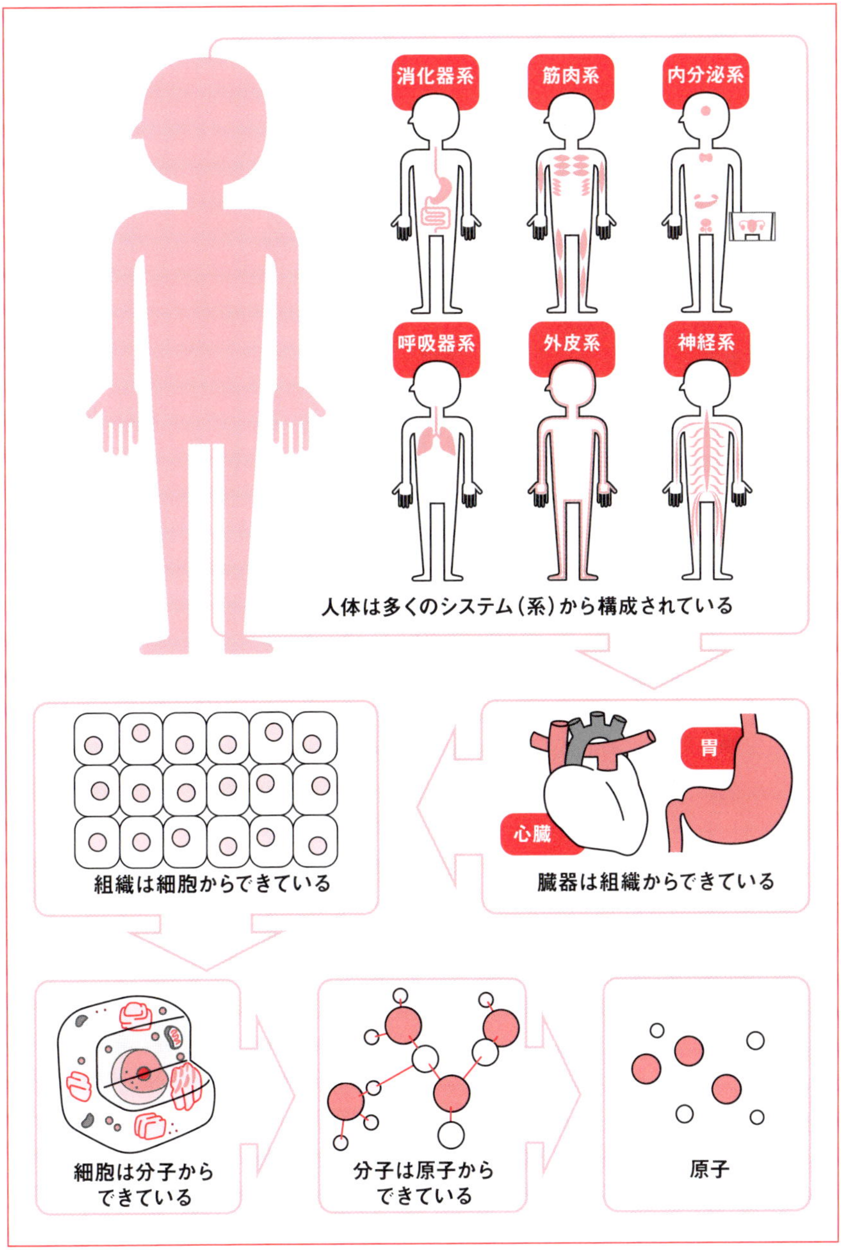

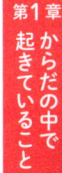

消化器系　筋肉系　内分泌系
呼吸器系　外皮系　神経系

人体は多くのシステム（系）から構成されている

臓器は組織からできている

組織は細胞からできている

細胞は分子からできている

分子は原子からできている

原子

心臓　胃

Chapter 1-8 すべての生きものは細胞からできている

生きものをつくる2種類の細胞—原核細胞と真核細胞—

　地球にはおびただしい数の生きものが住んでいる。ある説によると約3,000万種というが，誰も本当のことはわからない。小さなものではバクテリア。バクテリアより大きいのがミツバチ，キリギリス，バッタなどの昆虫類。昆虫類より大きいのがイワシ，サバ，カレイなどの魚類。魚類よりさらに進化したのがカメやワニなどの爬虫類。爬虫類よりずっと進化したのがイヌ，ネコ，ウマなどの哺乳類で，とりわけ進化したのが，サル，チンパンジー，ヒトなどの霊長類だ。

　生きものの姿形や複雑さはずいぶん異なるが，すべての生きものに共通なのは，**細胞**を1個の単位として生きていること，どの細胞にも寿命があり，やがて死ぬが，死ぬ前に新しい細胞をつくることである。

　細胞は，生きものが生きるための最小の単位である。細胞は，外部から摂り入れた栄養素をエネルギーに変換したり，細胞成分をつくって成長し，やがて分裂して増える。

　大腸菌やサルモネラ菌などのバクテリアは，1個の細胞からできているため，**単細胞生物**と呼ばれる。単細胞生物の細胞は，直径約2〜3μm（ミクロン）と小さく，構造が単純だ。しかも核をもたない原始的な細胞であるから，**原核細胞**と呼ばれる。

　対照的に，核をもつ進化した細胞のことを**真核細胞**といい，その構造は原核細胞にくらべるとかなり複雑で，しかも直径約10〜20μmとサイズも大きい。また，真核細胞をもつ生きものはたくさんの細胞からできているので，**多細胞生物**とも呼ばれる。どのような生きものが多細胞生物かといえば，植物や動物はみなそうである。

 植物や動物など多細胞生物はみな真核生物といったが，イースト（酵母）という例外がある。イーストは単細胞生物であるにもかかわらず，真核細胞なんじゃ。

File 8 原核細胞と真核細胞

一番大きな違いは核があるかないか

細胞の名称	原核細胞	真核細胞
模式図	(細胞壁、DNA)	(細胞膜、核（DNAは核内）)
生物の種類	バクテリアなどの単細胞生物	ヒトなどの多細胞生物
直径	2〜3μm	10〜20μm
細胞壁	アリ	ナシ
DNAの形	環状	直線状
核	ナシ	アリ

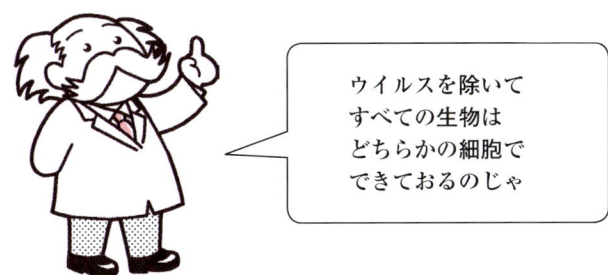

ウイルスを除いてすべての生物はどちらかの細胞でできておるのじゃ

Chapter 1-9 複雑な構造の真核細胞

細胞の各器官には役割がある

　ヒト細胞を例にして真核細胞の姿をみていこう。細胞を入れものとみなすとき，入れものの内側と外側を区切るのが**細胞膜**（単に膜と呼ぶこともある）である。細胞膜には，脂質が独特のパターンで並び二重層を形成している。

　細胞は，この膜を通して生きるのに必要な栄養素を外側から内側に取り込み，逆に細胞の内側で生じた不必要な物質を外側へ送り出す。細胞の内側には，**核**，**リボソーム**，**ミトコンドリア**，**小胞体**，**ゴルジ体**，**リソソーム**などの器官がある。

　それぞれの器官には役割がある。核は，遺伝情報の入れもので，**DNA**が保管されている。リボソームは，DNAのコピーである**mRNA**（**メッセンジャーRNA**）の指令にしたがってアミノ酸を順番につなげてタンパク質を組み立てる工場だ。ミトコンドリアは，生体で用いるすべてのエネルギーを化学エネルギー**ATP**（**アデノシン三リン酸**）という形でつくる。私たちの社会でいえば，ミトコンドリアは電力会社に相当する。

　リボソームでつくられたタンパク質は，まず小胞体に集められ，ここから細胞の内外に配送される。リボソームがくっつくことで小胞体の表面が粗くザラザラになる。これを**粗面小胞体**（そめんしょうほうたい）という。一方，リボソームに付かない滑らかなものを**滑面小胞体**（かつめん）という。膜のそばにある器官がゴルジ体で，リボソームでつくられたタンパク質に糖鎖をくっつけて，タンパク質を水に溶けやすくしてから必要な箇所に配送する。

　リソソームは小さな袋で，その内部は酸性（pH3～5）になっていて，タンパク質，脂質，糖質などを破壊する分解酵素がぎっしり詰まっている。リソソームの役割は，細胞内で不必要になった物質を分解したり，侵入してきたバイ菌を破壊することである。

> **知っておこう pH（ピーエッチ）**
>
> pHは7が中性，7より数値が低いと酸性，高いとアルカリ性になる。健康なヒトの血液のpHは7.3～7.5の範囲で保たれている。ヒトの血液は弱アルカリ性である。

File 9 真核細胞の器官の役割

細胞内の各器官が役割をもち，複雑な仕事を行っている

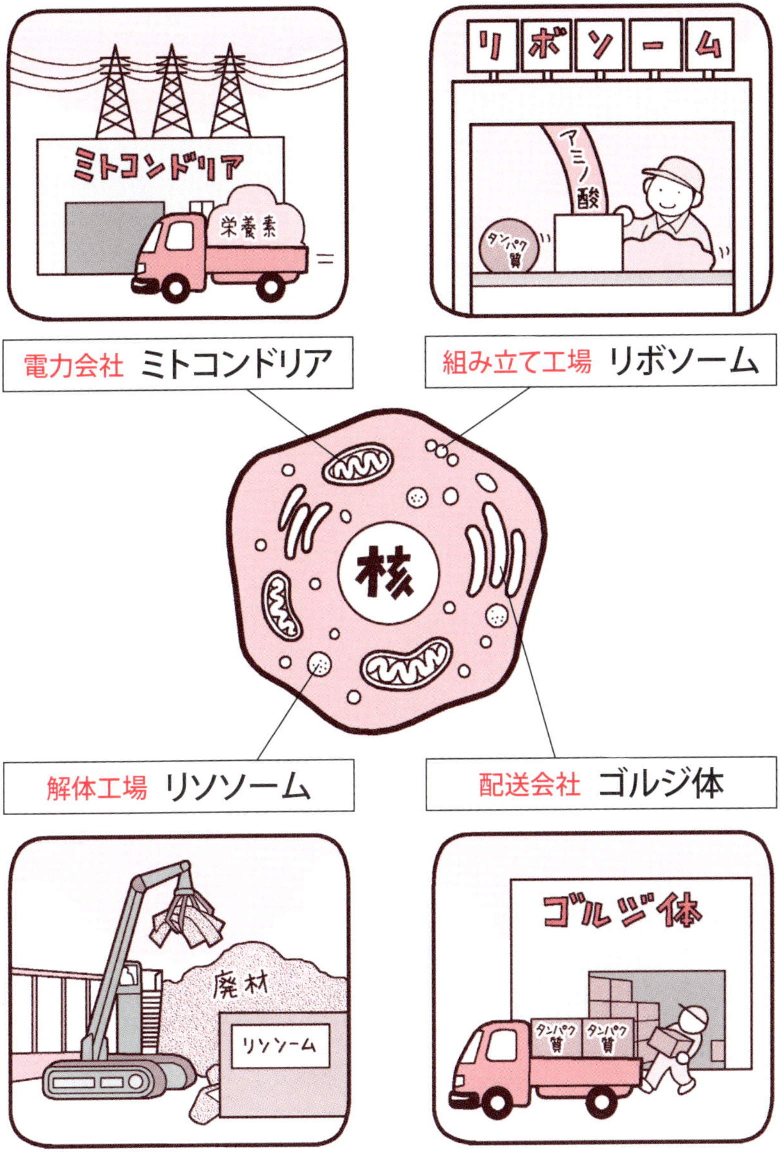
ミトコンドリア
栄養素
リボソーム
アミノ酸
タンパク質
電力会社 ミトコンドリア
組み立て工場 リボソーム
核
解体工場 リソソーム
配送会社 ゴルジ体
廃材
リソソーム
ゴルジ体
タンパク質
タンパク質

Chapter 1-10 単純な構造の原核細胞

ヒト細胞とバクテリア細胞の違い

　真核細胞は複雑だが，バクテリアの細胞に代表される原核細胞は単純である。原核細胞内にある器官は，**DNA**と**リボソーム**ぐらいのものである。しかもDNAをしまいこむための**核**が存在しない。このため原核細胞のDNAは細胞内に広がっている。これを**核様体**（核に似たものという意味）と呼んでいる。

　原核細胞のリボソームは，真核細胞のものよりやや小さい。また，原核細胞と真核細胞ではDNAの形もやや異なる。真核細胞のDNAは直線状だが，原核細胞のDNAはリング状になっている。

原核細胞と真核細胞の違いがヒトの命を救った…？

　原核細胞と真核細胞の構造の違いは，感染症を治療するのにも役立っている。たとえば，真核細胞のリボソームの大きさは80S（Sは粒子の大きさの単位）だが，バイ菌のリボソームは70Sとやや小さい。このわずかな差を利用して，原核細胞のリボソームだけに選択的にドッキングし，原核細胞の増殖を抑える薬が開発されている。その代表が，ストレプトマイシン，テトラサイクリン，クロラムフェニコールなどの抗生物質である。

　また，原核細胞の細胞膜の外側には**細胞壁**という硬い城壁がある。この城壁があるのが原核細胞の特徴で，真核細胞にはこれがない。

　この違いを利用した，原核細胞の細胞壁の合成を妨げて細菌を殺すが，細胞壁をもたない人体には無害な薬が，ペニシリンやセファロスポリンなどの**抗生物質**である。

　リボソームに着目した抗生物質は，細菌のタンパク質合成を阻害することから「タンパク質合成阻害薬」，細胞壁に着目した抗生物質は「細胞壁合成阻害薬」といわれる。

File 10 抗生物質の作用

抗生物質は原核細胞の弱点を利用して開発された

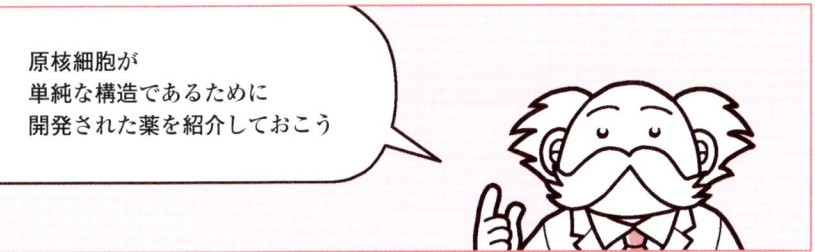

原核細胞が単純な構造であるために開発された薬を紹介しておこう

1. リボソームの大きさの差を利用した薬

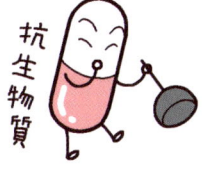

細菌のリボソームだけを選び、増殖を抑える（ストレプトマイシンなど）

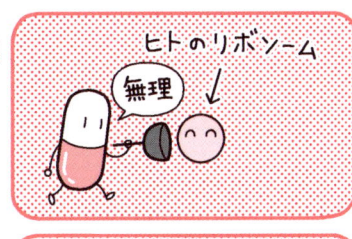

ヒトのリボソーム　無理

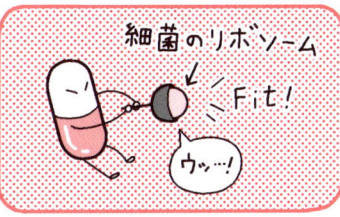

細菌のリボソーム　Fit!　ウッ…!

2. ヒトにはない細胞壁を攻撃する薬

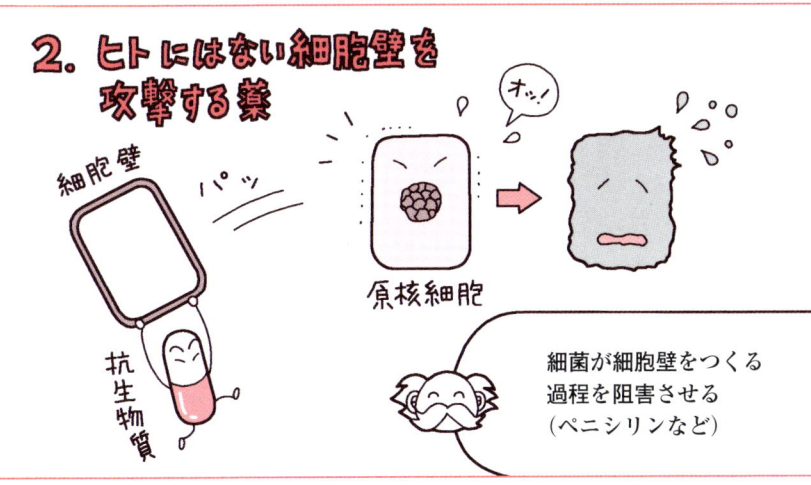

細菌が細胞壁をつくる過程を阻害させる（ペニシリンなど）

Chapter 1-11 細胞を生かす三大栄養素

三大栄養素の重要性

　ヒトが健康であるには，その構成要員である細胞が健康に生きなければならない。細胞が健康に生きるには，**タンパク質**，**脂質**，**糖質**の**三大栄養素**，**ビタミン**，**ミネラル**などの栄養素が必要である。

　口から入った食べものが分解されて栄養素になり，生きものの成長，活動，生殖に利用されている。この一連のプロセスを栄養と呼んでいる。そして，このプロセスを分子レベルで調べるのが**栄養学**あるいは**分子栄養学**である。栄養学の基礎には生化学があることがわかる。

　栄養素の中でもとりわけ大切なのが，タンパク質，脂質，糖質で，これを三大栄養素という。三大栄養素はからだを構成する建築材料になるばかりか，エネルギー源にもなっているから，最重要の栄養素なのである。

　三大栄養素のどれが不足しても健康を維持することはできない。そこで特定の栄養素が不足しないように，タンパク質，脂質，糖質の3者は互いに変換し合っている。

　タンパク質は，酵素，**抗体**，赤血球，皮膚，髪の毛，筋肉，爪，臓器などの主な構成成分である。抗体は，生体に外から侵入してきた細菌を捕まえて沈殿させるなど，細菌を無力化するためのタンパク質である。タンパク質は，生きものの実質をつくり，防御網を完成させる最も大事な分子である。

　脂質の特徴は「油っぽい」ことである。コレステロールは化学的には脂質ではないが，油っぽい性質なので脂質に数えられている。

　タンパク質，脂質，糖質の相互変換って…どこかで教えてもらったような…。

　ん？　何となく覚えておったか。たとえば，過剰に摂った砂糖が体内で脂質に変換されて太るとか，逆に絶食状態で糖質が不足したら，脂肪や筋肉（タンパク質）から糖質を得ること，じゃったな（p.14）。

File 11 生命を維持する三大栄養素

からだの構成成分になりエネルギー源にもなる

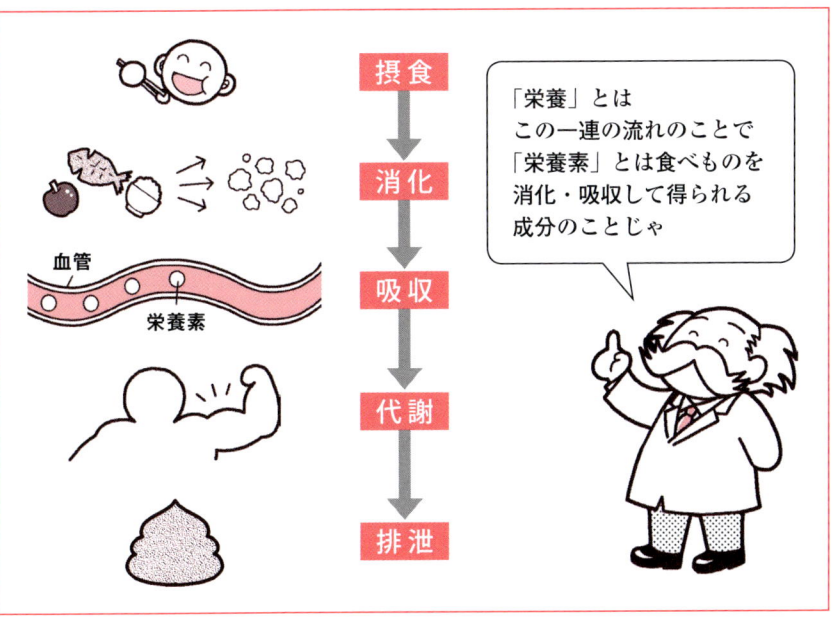

摂食 → 消化 → 吸収 → 代謝 → 排泄

「栄養」とはこの一連の流れのことで「栄養素」とは食べものを消化・吸収して得られる成分のことじゃ

栄養素		主な働き
三大栄養素	タンパク質	・からだの構成成分 ・エネルギー源
	糖質	
	脂質	
	ビタミン	・三大栄養素の代謝を促進
	ミネラル	・からだの機能を調整

生命を維持していくうえで最も重要なのが三大栄養素じゃ

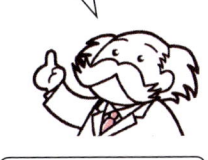

ビタミン・ミネラルと合わせて五大栄養素というんですよね

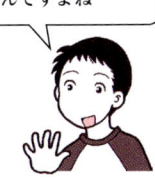

Chapter 1-12 糖質は脳とからだのエネルギー源

ブドウ糖なしには生きられない

　糖質とりわけ**デンプン**は，ご飯，麺類，いも類，パンなどに豊富に含まれる。口に入ったデンプンは唾液に含まれている**アミラーゼ**によって速やかに切断され，**ブドウ糖**になる。このブドウ糖を燃料にして細胞が活動する。

　血液中に溶けているブドウ糖を血糖という。血糖値とは，血液100mL中に溶けているブドウ糖のmg数のことだ。ブドウ糖なしに細胞は生きることができない。だから血糖値を一定に保つことが重要なのだ。

　血液中のブドウ糖が減少してもなお，デンプンがないなら，脂質やタンパク質のモデルチェンジによってブドウ糖がつくられる。だが，脂質やタンパク質は生体にとって予備のエネルギー源であって，あくまでもエネルギー供給の正規軍は糖質なのである。

　ブドウ糖と空気中から肺に吸い込まれた酸素が血液に溶けている。この血液が血管を通って全身をまわり，栄養素と酸素を細胞に届ける。太さ数μm（ミクロン）の毛細血管を通過するために，**赤血球**は細胞内部の遺伝子やリボソームなどの部品を捨てて，酸素とドッキングする**ヘモグロビン**だけを詰め込んでいる。赤血球には遺伝子がないため，新しい分子をつくることができない。赤血球の寿命が4か月にすぎないのはこのためだ。

　細胞はブドウ糖を一気に燃焼して二酸化炭素と水にしてしまうのではなく，いくつもの酵素を順序よく利用してブドウ糖に酸素を段階的につけていくことで高いエネルギーをもった**ATP**（**アデノシン三リン酸**）という分子を大量につくる。

　私たちが食べるのは栄養素を摂取するためであり，呼吸するのは酸素を体内に取り込んでブドウ糖から効率よくATPを生産するためなのである。

　　エネルギー分子ATPはこのあともいろいろなところで登場するぞ。

ATP ➡ ［File17, 24, 53］

File 12 生体におけるエネルギー源の主役はブドウ糖

脂質やタンパク質はここでは脇役

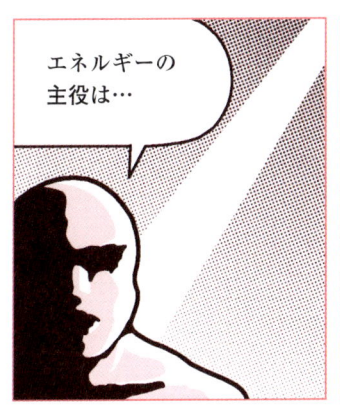

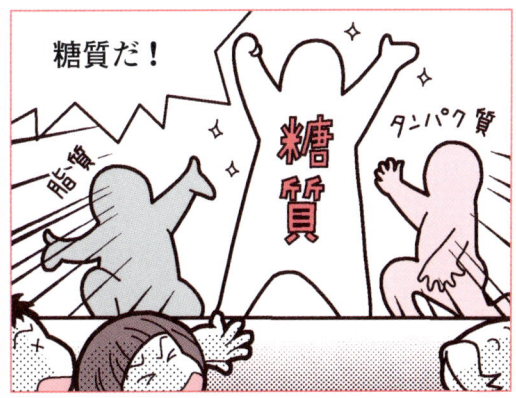

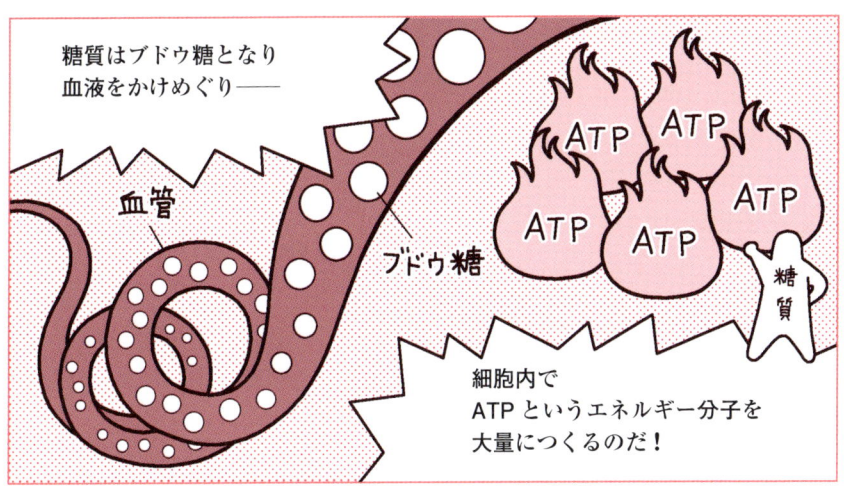

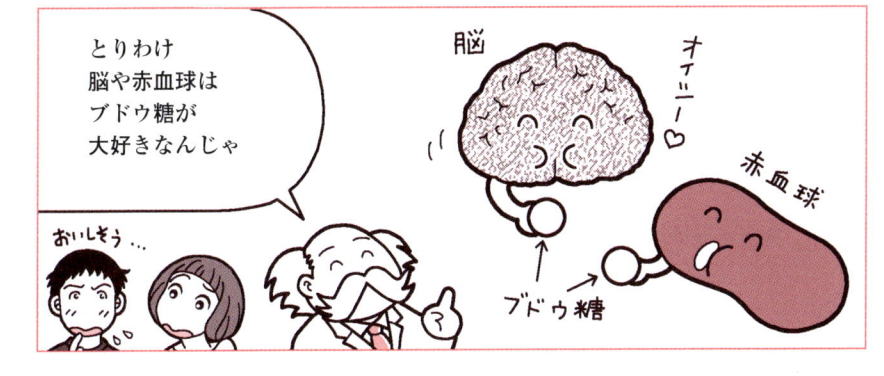

エネルギーの主役は…

糖質だ！

脂質　糖質　タンパク質

糖質はブドウ糖となり血液をかけめぐり──

血管　ブドウ糖　ATP ATP ATP ATP ATP　糖質

細胞内でATPというエネルギー分子を大量につくるのだ！

とりわけ脳や赤血球はブドウ糖が大好きなんじゃ

脳　オイシー♡　赤血球　ブドウ糖

おいしそう…

第1章 からだの中で起きていること
第2章 からだをつくる分子たち
第3章 生体の触媒
第4章 ヒトが生きていくために
第5章 からだの情報学

29

Chapter 1-13 全身を1分以内にかけめぐる血液

血液は酸素と栄養素の配達係

　細胞は栄養素と酸素なしに生きられない。栄養素と酸素を全身の細胞に迅速に配達する係が**血液**である。血液の量は体重の約8％（13分の1）である。体重60kgの人なら約5Lの血液が全身をかけめぐっている。

　血液は，心臓というポンプが縮んだり緩んだりすることで動脈の中に押し出される。このため血圧が発生する。このとき一定のリズムで拍動が動脈に伝わってくる。これが**脈拍**である。脈拍は，成人で1分間に約70回，子どもで約100回である。

動脈血と静脈血

　肺で酸素を捕え，心臓から血管中に押し出された**動脈血**は，動脈管を移動して，脳，肝臓，消化管などの臓器に栄養素と酸素を与える。次に，酸素を失った血液は**静脈血**となって組織にとって不要な二酸化炭素を受け取り，心臓に戻ってくる。血液が全身を一周するのに要する時間は約1分である。

　ケガなどで大量に出血し，出血量が一定量を超えると，ヒトは死ぬ。酸素と栄養素が脳に届かなくなるからだ［**File56**］。

　細胞は血液によって届けられた栄養素と酸素を利用して必要な物質やエネルギーをつくる。このとき栄養素が酸化され，最終産物として二酸化炭素ができる。

　二酸化炭素は車の排気ガスのようなものだから，体内に蓄積するのは具合が悪い。うまいことに，酸素を手放した赤血球が二酸化炭素を捕えて，肺にもち帰って手放す。この二酸化炭素が口や鼻から外に吐き出される。

　　ヒトの場合，どれくらいの出血量で生命に危険が生じるんですか？

　　健康状態や体重によっても異なるが，全血液量の30～40％といわれている。だから体重60kgのヒトなら1.4～1.9Lも出血すれば命が危ない。

File 13 血液の働き

約1分で全身に酸素と栄養素を届ける高速交通網

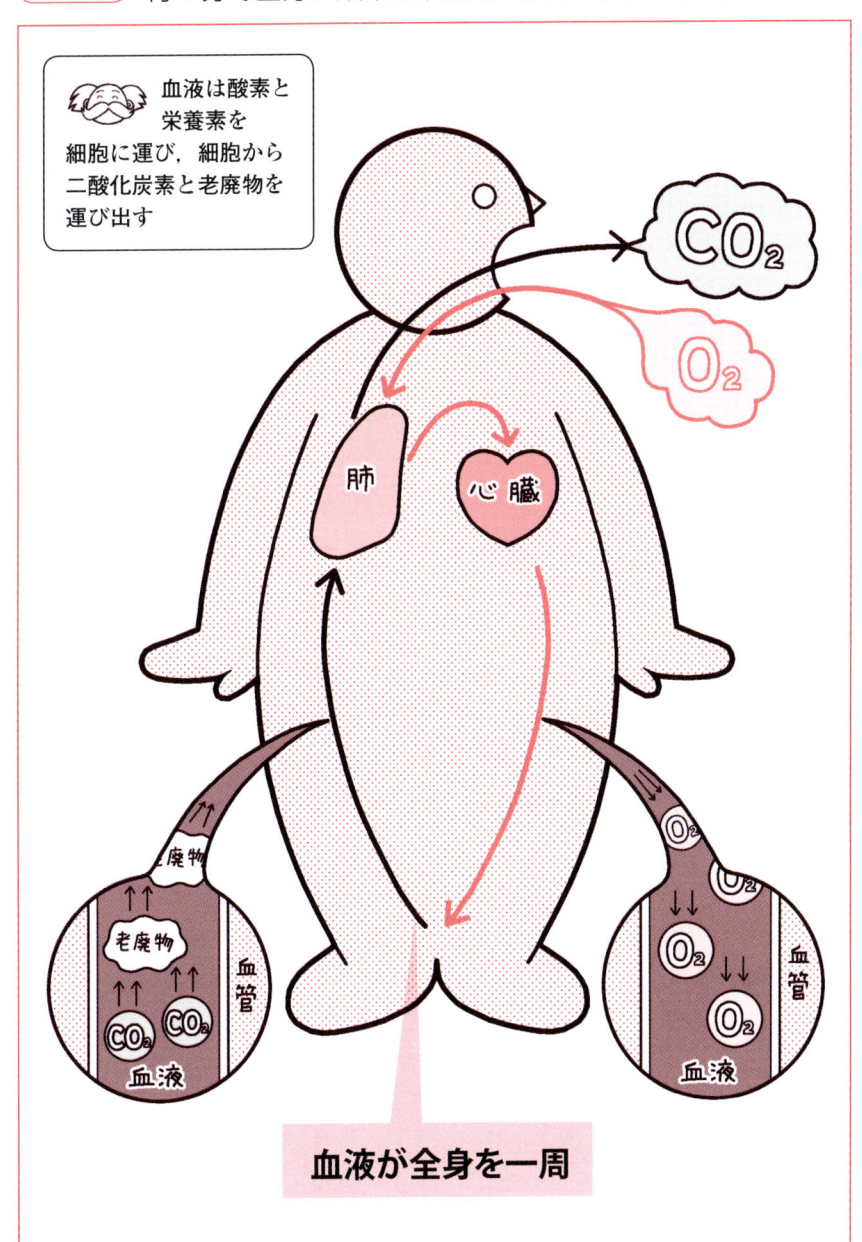

血液は酸素と栄養素を細胞に運び，細胞から二酸化炭素と老廃物を運び出す

肺　心臓

CO₂　O₂

老廃物　血管　CO₂　CO₂　血液

O₂　O₂　O₂　O₂　血管　血液

血液が全身を一周

第1章 からだの中で起きていること

第2章 からだをつくる分子たち

第3章 生体の触媒

第4章 ヒトが生きていくために

第5章 からだの情報学

31

Chapter 1-14

大量の酸素を運ぶ
ヘモグロビンの秘密

血液は水の35倍もの酸素を溶かす能力がある

　血液の最大の特徴は大量の酸素を運べることである。酸素を溶かす能力を血液と水でくらべると，血液の特徴がより明確になる。

　水1,000mL中に溶ける酸素は，わずか7mLである。だが，血液1,000mL中には，250mLもの酸素が溶ける。血液は水の35倍も酸素をよけいに溶かす能力がある。

　血液が酸素をこれほど効率的に捕えるのは，その成分である**赤血球**に含まれる**ヘモグロビン**という赤いタンパク質のおかげである。血液が赤いのはヘモグロビンのせいなのである。

　赤血球は円盤状（穴の開かないドーナツを思い浮かべるとよい）で，直径は約8μm（ミクロン），厚さは約2μmである。

　毛細血管で細いものは直径1μmしかない。毛細血管は赤血球より小さいにもかかわらず，赤血球が毛細血管をうまく通過しているのはどうしたことか。この秘密は，赤血球の真ん中あたりが凹んでいることにある。赤血球は，この凹みを巧みに活用して変形し，毛細血管をくぐり抜けている。

　酸素を肺で捕え，酸素を必要とする細胞で酸素を放出するヘモグロビンは，細胞にとって「酸素の宅配業者」である。ヘモグロビンがこの大役を果たすことのできる秘密は何か？

　ヘモグロビンは酸素分圧が高いときには酸素をしっかり捉えるが，酸素分圧が低くなると酸素を放出する性質がある。このためヘモグロビンは酸素の濃度の高い肺で酸素を捕え，酸素濃度の低い筋肉や脳などの組織で酸素を放出するのである。これがヘモグロビンの酸素運搬能力の秘密である。

> 📖 **知っておこう　酸素分圧**
>
> 血液中に溶けている酸素の量を表す単位。通常，ヒトの動脈血中の酸素分圧は80〜100mmHg。

ヘモグロビンは酸素の宅配業者

File 14

酸素分圧が高い肺で酸素を捕獲し，酸素分圧の低い組織に配達

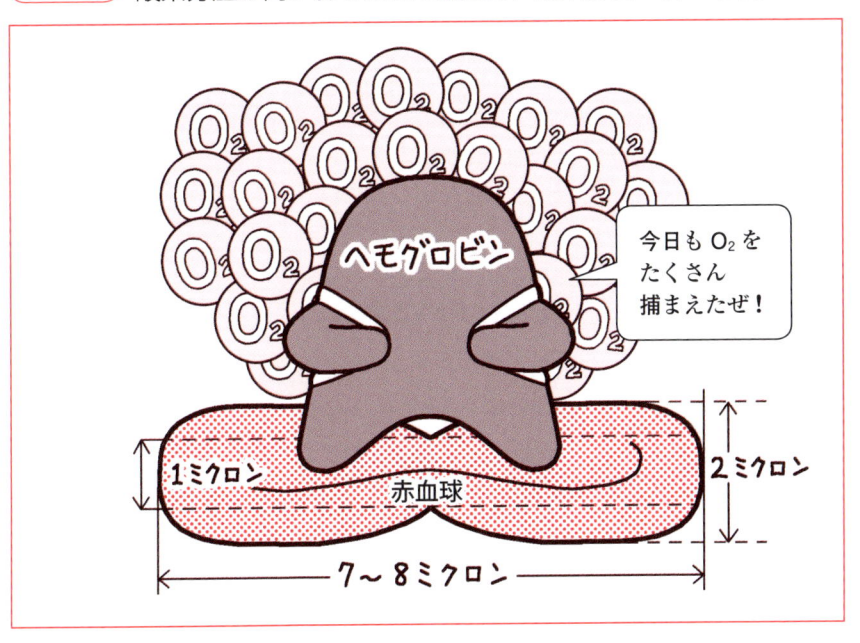

今日も O₂ を
たくさん
捕まえたぜ！

ヘモグロビン

1ミクロン　赤血球　2ミクロン

7〜8ミクロン

ヘモグロビンの酸素飽和度と酸素分圧

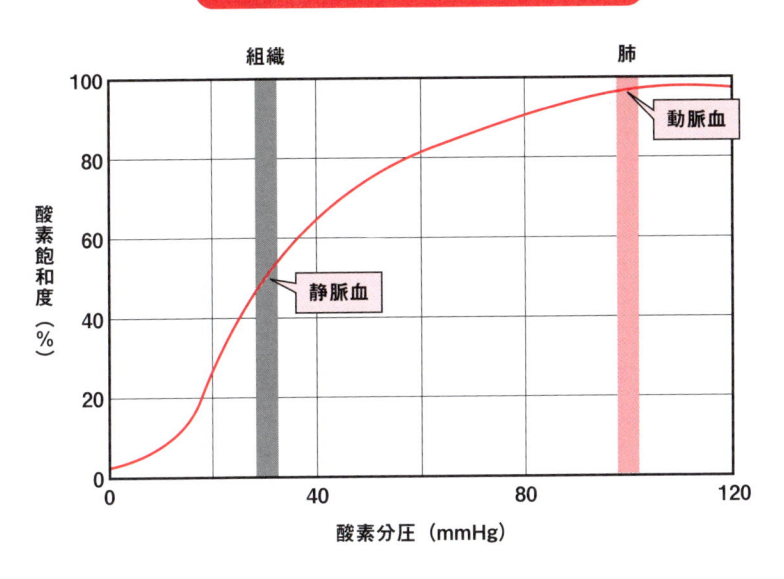

組織　肺

動脈血

静脈血

酸素飽和度（％）

酸素分圧（mmHg）

第1章 からだの中で起きていること

第2章 からだをつくる分子たち

第3章 生体の触媒

第4章 ヒトが生きていくために

第5章 からだの情報学

Chapter 1-15 からだの中で起こっている化学反応

2種類の代謝,「異化」と「同化」

　人体に入った栄養素は化学反応によってどんどん姿を変える。体内で化学反応によって分子の姿が変わることを**代謝**と呼んでいる。代謝には**異化**と**同化**の2種類がある。

　異化とは,大きな分子(栄養素)が分解して小さな分子(栄養素)ができるプロセスをいう。たとえばデンプンが分解してブドウ糖ができる。脂質が分解して脂肪酸とグリセリンができる。タンパク質が分解してアミノ酸ができる。

　異化が起こるとき,大きな分子に蓄積されていたエネルギーが**ATP**として放出される。このATPを利用してヒトは生きている。

　なぜ,大きな分子が小さな分子にくらべ,大きなエネルギーをもつのか？ エネルギーは(化学)結合の中に存在するから,多くの結合をもった分子がより大きなエネルギーをもつのである。多くの結合をもった分子とは,図体のでかい分子にほかならない。

　一方,同化とは分子と分子がドッキングすることで,より大きな分子ができるプロセスをいう。これは小さな栄養素から大きな栄養素が合成されるプロセスである。

　たとえば,ブドウ糖がたくさんつながってグリコーゲンやデンプンができる。グリセリンと脂肪酸がドッキングして脂質ができる。アミノ酸とアミノ酸がドッキングしてタンパク質ができる。

　同化と異化は正反対の化学反応である。同化は,小さな分子をつなぎ合わせて細胞の成分である遺伝子やタンパク質といった巨大分子をつくる。この際に必要なエネルギーは,食べものとして摂取した栄養素を分解する際に得られたATPで支払っている。

　つまり消化は異化ということですね。

　そうじゃ。純くんの好きな牛肉でいえば,アミノ酸まで分解するのが異化じゃ。アミノ酸が再構成されて細胞や筋肉,骨,血液になるのが同化じゃ。

File 15 「異化」と「同化」

栄養素を分解する「異化」，大きな栄養素に変身する「同化」

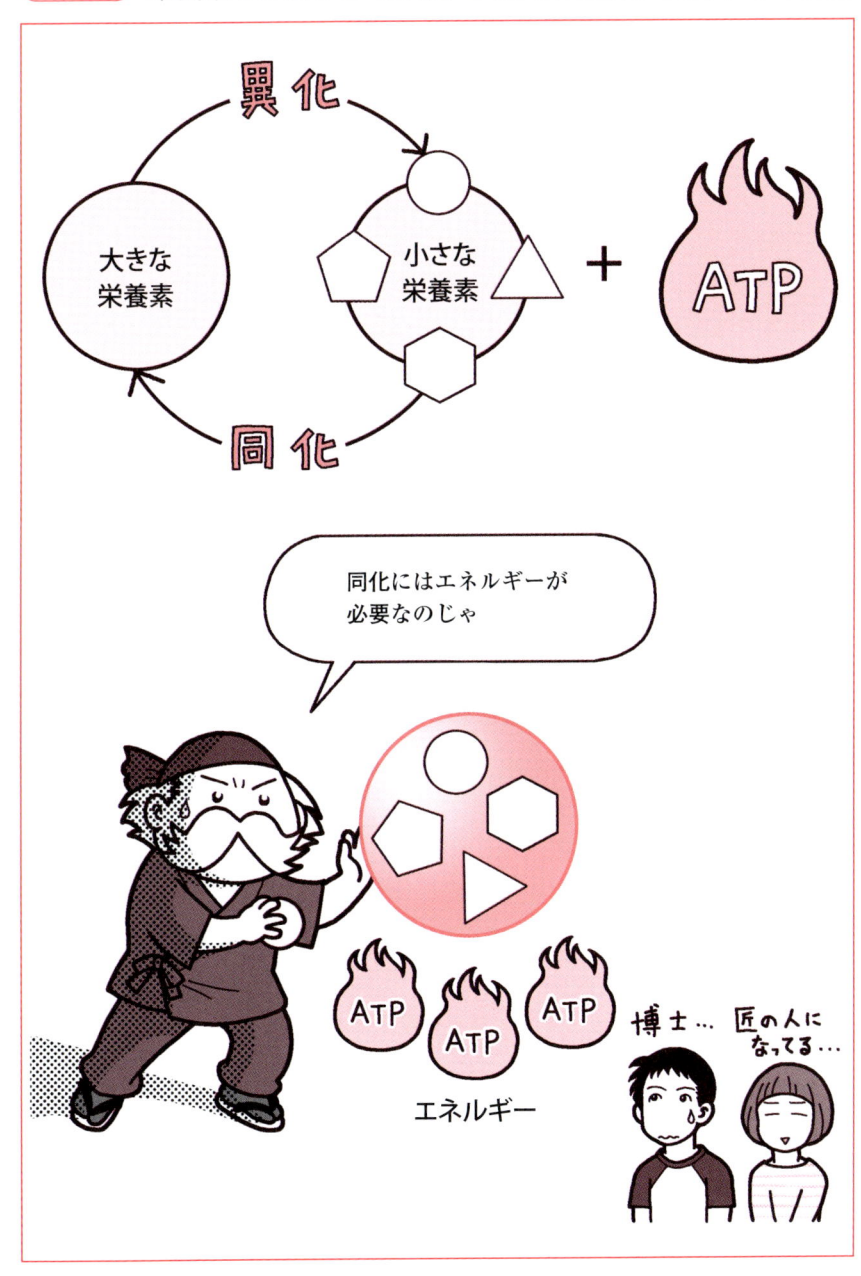

異化

大きな栄養素 → 小さな栄養素 ＋ ATP

同化

同化にはエネルギーが必要なのじゃ

ATP ATP ATP
エネルギー

博士…匠の人になってる…

Chapter 1-16 体内の化学反応を円滑に進める酵素

基質と酵素は「鍵」と「鍵穴」の関係

　化学反応といえば，化学工場のプラント，釜，試験管を思い浮かべるだろう。ふつう化学反応は，高温，高圧の過激な条件のもとで起こっている。対照的に代謝は，37℃，1気圧というきわめて穏和な条件で起こる。なかなか進まない化学反応を猛スピードで進めるのが**酵素**である。酵素は**触媒**として働き，反応速度を通常の100万～1兆倍も高める。**触媒とは，化学反応の速度を極度に高めるが，反応の始めと終わりで変化しない物質のことである。**

　1個の細胞内には約4,000種類もの酵素があり，それぞれの担当する化学反応を進めている。なぜこれほど多くの酵素が細胞にあるかというと，おのおのの酵素が働く相手がきちんと決まっていて，特定の酵素は特定分子にのみ作用するからである。この特定分子を**基質**という。また酵素がもつ，特定の化学反応だけを促進し，特定の基質だけと反応する性質のことを**基質特異性**という。

　では，その性質を腸壁でつくられる**マルターゼ**という酵素で説明しよう。酵素の表面はところどころが凹んでいる。これが基質を捕える**活性部位**である。マルターゼはマルトースという基質とぶつかると，凹んだ部分でマルトースを捕える。こうして酵素（Enzyme）と基質（Substrate）がドッキングした**ES複合体**が形成される。

　基質と酵素はまるで鍵と鍵穴のような関係にある。基質が鍵に，酵素の特定の部分が鍵穴に相当することから，酵素の基質特異性が生まれるのである。

　ES複合体では基質が無理な姿勢を強いられるため，特定の結合が伸びたり曲がったりして歪みが生じ，結合が切断されやすくなる。ピンと伸びたゴム紐が緩んだゴム紐よりもハサミで切断しやすいのに似ている。ES複合体の結合が切断されて，マルトースは2個のブドウ糖と1個の水に分解される。

　同様に，**スクラーゼ**はスクロース，**リパーゼ**は脂質（リピド），**ペプチダーゼ**はポリペプチド（タンパク質），**ヌクレアーゼ**は核酸（ヌクレイック アシッド）を分解する。酵素の名前は，対象とする基質の名前の語尾に「アーゼ」を追加してつくられている。

File 16 基質と酵素の関係

酵素は特定分子だけに作用する

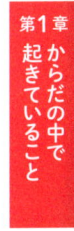

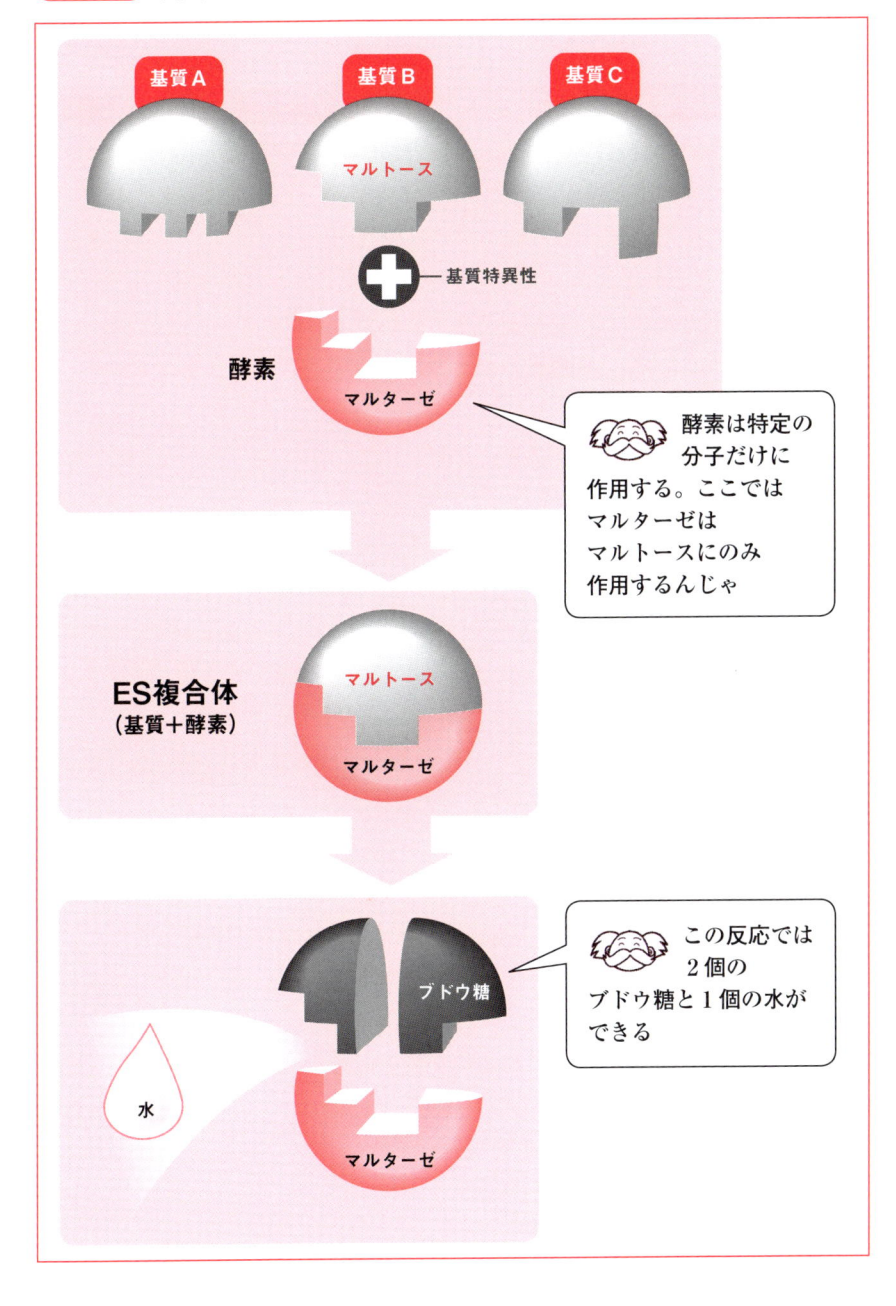

基質A　基質B（マルトース）　基質C

➕ → 基質特異性

酵素　マルターゼ

> 酵素は特定の分子だけに作用する。ここではマルターゼはマルトースにのみ作用するんじゃ

ES複合体（基質＋酵素）
マルトース / マルターゼ

ブドウ糖 / 水 / マルターゼ

> この反応では2個のブドウ糖と1個の水ができる

第1章 からだの中で起きていること
第2章 からだをつくる分子たち
第3章 生体の触媒
第4章 ヒトが生きていくために
第5章 からだの情報学

37

Chapter 1-17 生体の「エネルギー通貨」ATPの秘密

ATPは3つの部品からできている

　ブドウ糖が酵素と酸素によってゆっくり酸化されて大量のATPがつくられ，蓄積する．もし，ブドウ糖が急激に酸化されるなら，短時間に発生したエネルギーは高熱になって逃げてしまう．これでは火傷してしまうし，エネルギーをATPとして貯蓄できない．

　生体に蓄積したATPは，生体が必要に応じてエネルギーを供給する際の「通貨」として利用される．ATPは，私たちが生きるのに欠かせないエネルギー通貨である．

　では，エネルギー通貨ATPはどんな姿をしているのか？

　ATPは，**アデニン**，**リボース**，**リン酸**という3つの部品からできている．アデニンはDNAやRNAといった遺伝物質である核酸の主成分であり，それ自体が脳内の伝達物質でもある．リボースは五角形の糖※である．次のリン酸だが，リン酸といってもコーラやソーダなどの炭酸飲料に含まれている1個のリン酸からできた**一リン酸**ではない．ATPのリン酸は，リン酸が3個つながった**三リン酸**である．

　ATPでは，1個の分子中にマイナスに荷電した酸素原子が4個もあって，しかも接近して存在するため，互いに反発する．この電気的な反発によって，リン酸が切断されやすくなっているのが，ATPが高エネルギーをもつ秘密なのだ．

　構造式を書く際，とりわけエネルギーが高くて，いまにも切断しそうな結合は，ふつうの結合を表すときのように「-」ではなく，特別に「〜」で表して注意を促すことがある．

　ATPが水と化学反応して端にあるリン酸を切断し，**ADP（アデノシン二リン酸）**ができるときに放出されるエネルギーは7kcalと，とても高い．生体がエネルギーを必要とするとき，この7kcalが使われるのである．

※ペントースという ➡ p.74
cal ➡ [File18]

File 17 「エネルギー通貨」ATP

リン酸の結合が切れるとエネルギーが生まれる

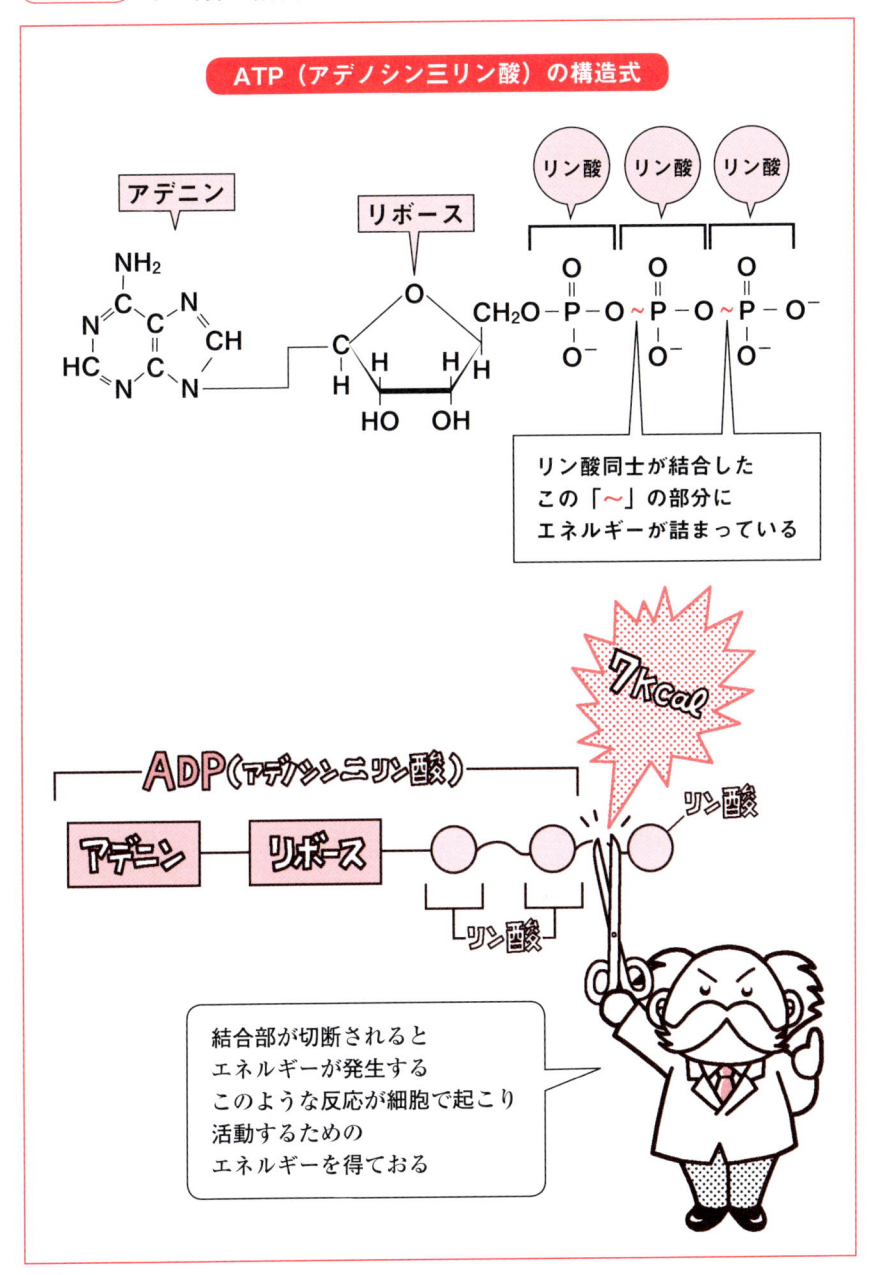

ATP（アデノシン三リン酸）の構造式

リン酸同士が結合したこの「〜」の部分にエネルギーが詰まっている

ADP（アデノシンニリン酸） — アデニン・リボース・リン酸

7kcal

結合部が切断されるとエネルギーが発生する このような反応が細胞で起こり 活動するためのエネルギーを得ておる

第1章 からだの中で起きていること

39

Chapter 1-18 エネルギーを表す単位 "cal（カロリー）"

脂質のエネルギーは糖質・タンパク質の2倍以上

　エネルギーはcal（カロリー）という単位で表す。1calは，1gの水の温度を1℃上げるのに必要な熱量（エネルギー）と約束する。同じ重さの食べものを食べても，それが同じ量のエネルギーに変わるのではない。エネルギー量は，食べものの種類によって異なる。たとえば，うどん100gが約90kcalであるのに対し，ブタのヒレかつ100gには134kcalのエネルギーが含まれている。

　ここでコップに入った20℃の水200mLを80℃に温めるのに必要なエネルギーを計算してみよう。水の量は200g，上昇した温度は60℃（80 − 20）だから，お湯を沸かすのに用いられたエネルギーは200 × 60 = 12,000cal（12kcal）である。

　たとえば，ハンバーガーとフレンチフライには，約780kcalのエネルギーが含まれている。これは780Lもの水を1℃上げることができるエネルギー量である。しかし，ゆで卵1個には約80kcalしか含まれていない。これは，80Lの水を1℃上げるだけだから，それほど高いエネルギーではない。

　栄養素をそれぞれ1gずつ食べたときに得られるエネルギーは，糖質やタンパク質からは4kcal，脂質からは9kcalである。

　脂質に含まれるエネルギーは糖質やタンパク質の2倍以上である。だから，バター，チーズ，ソーセージ，ケーキなどの脂質の多い食べものをたくさん食べると，エネルギーが余るのである。この余った分は，肝臓や皮膚の下に脂質として「貯蓄」されるため，太るのである。

> 1日の摂取カロリーの目安は，成人男性（20歳代）が2,500kcal，成人女性（20歳代）が2,000kcalといわれておる。

> 性別のほかに年齢，体格，生活スタイルなどによっても大きく変化するんですよね。

基礎代謝 ➡ ［File59］

三大栄養素のエネルギー量

File 18

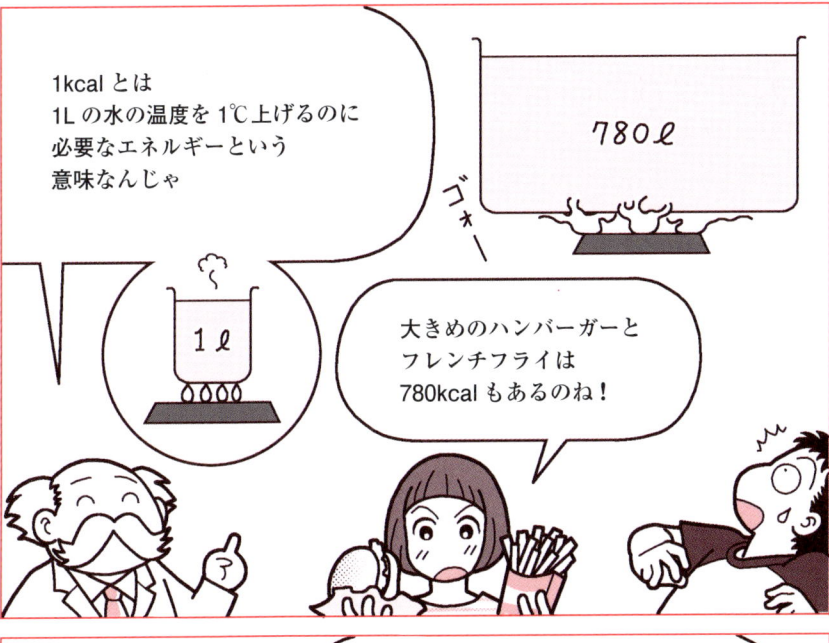

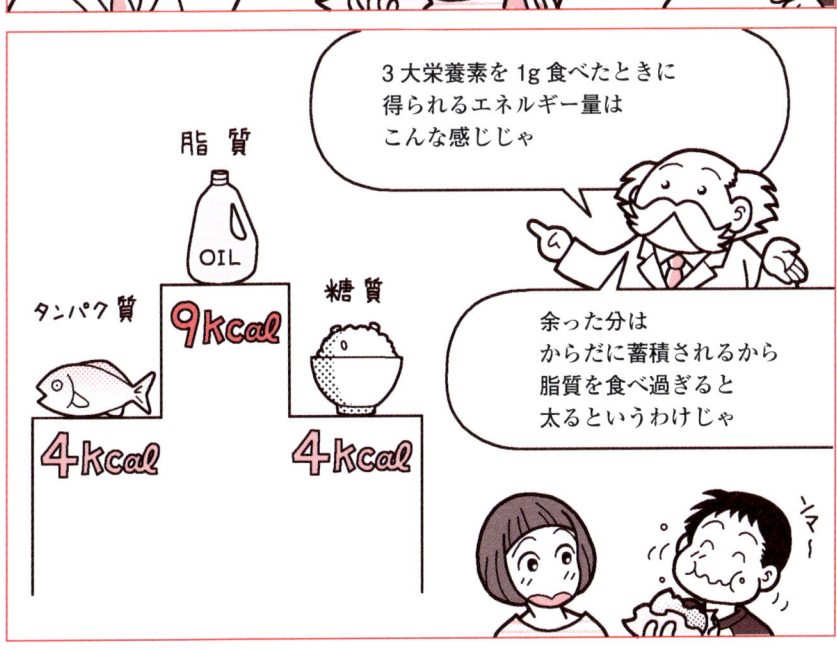

エネルギー量が一番多いのは「脂質」

1kcalとは1Lの水の温度を1℃上げるのに必要なエネルギーという意味なんじゃ

780ℓ

1ℓ

大きめのハンバーガーとフレンチフライは780kcalもあるのね！

3大栄養素を1g食べたときに得られるエネルギー量はこんな感じじゃ

タンパク質 4kcal
脂質 9kcal
糖質 4kcal

余った分はからだに蓄積されるから脂質を食べ過ぎると太るというわけじゃ

Chapter 1-19 生体を維持する3つの「仕事」(1)

　生体の健康を維持するには，さまざまな仕事を進めなければならない。主なものは，「**機械的な仕事**」「**化学的な仕事**」「**輸送の仕事**」の3つで，どれを実行するにもエネルギーを注入しなければならない。エネルギーを注入するというのは，ATPという通貨で支払うということである。

筋肉を動かす「機械的な仕事」

　1つめの機械的な仕事の代表は，私たちがからだを動かすときに必要な**筋肉の収縮**である。たとえば釘をハンマーで打つには，まず指の筋肉を収縮させてハンマーを指でしっかり握り，腕の筋肉を収縮させて腕を振り上げて，釘を目がけて振りおろす動作を繰り返す。

　指や腕を動かすときだけでなく，目，鼻，口などからだのどんな小さな部分を動かすにも，筋肉を収縮させねばならない。それに必要なエネルギーをATPで支払っているのである。

同化を行う「化学的な仕事」

　化学的な仕事の代表は，小さな分子から大きな分子をつくる**同化 [File15]**である。同化を起こすために必要なエネルギーはATPが支払う。

　たとえば，ブドウ糖をたくさんつなげてグリコーゲンをつくる。グリセリンに脂肪酸をつなげて脂質をつくる。アミノ酸とアミノ酸をつなげてタンパク質をつくる。糖と塩基とリン酸をつなげてDNAやRNAをつくる，などである。

　細胞に寿命があり，私たちは絶えず新しい細胞をつくっているが，それにはタンパク質，DNA，RNAなどの巨大分子が欠かせない。これらの巨大分子をつくるのにATPが利用されるのである。緊急事態にもエネルギーが必要だ。キズを塞ぐために細胞分裂する。出血を止めるために血小板が傷口を塞ぎ，血液凝固のしくみが発動する。かぜをひいたときや食中毒にかかったとき，免疫系が白血球をどんどん増やす。

File 19 エネルギーを使って行う仕事（1）

からだを動かすエネルギーと体内の化学反応を促すエネルギー

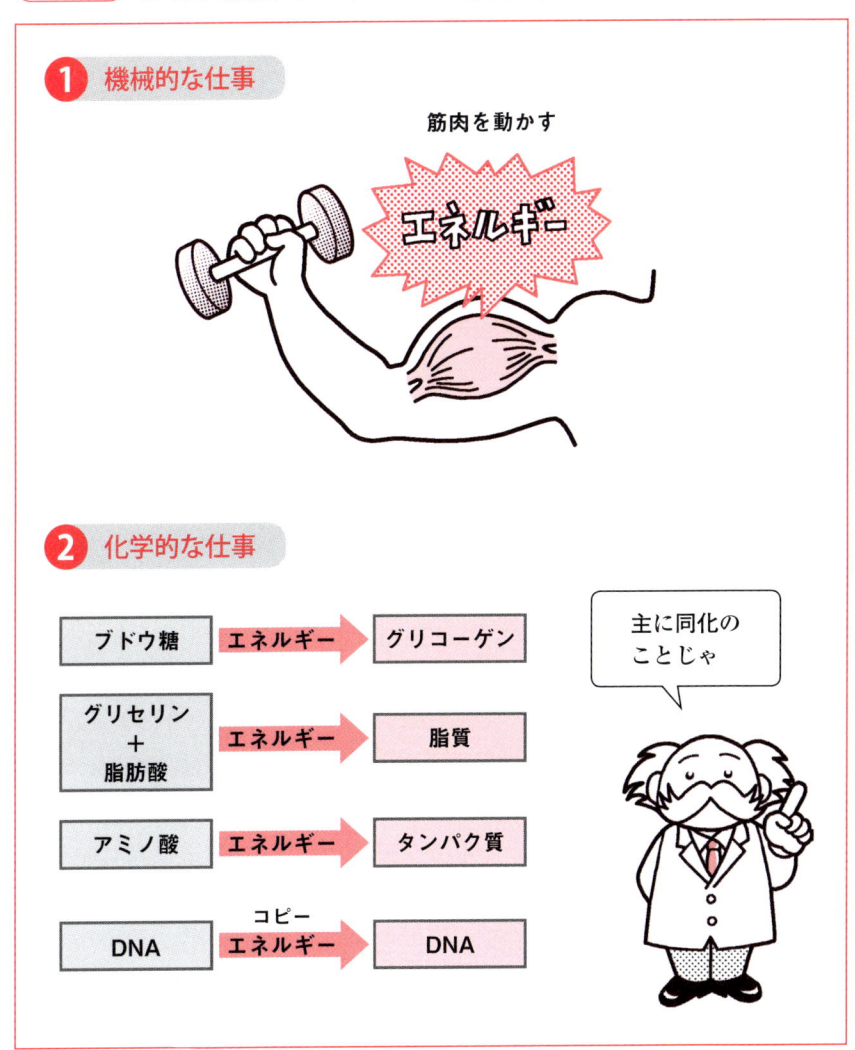

1 機械的な仕事

筋肉を動かす エネルギー

2 化学的な仕事

ブドウ糖 —エネルギー→ グリコーゲン

グリセリン + 脂肪酸 —エネルギー→ 脂質

アミノ酸 —エネルギー→ タンパク質

DNA —コピー エネルギー→ DNA

主に同化のことじゃ

第1章 からだの中で起きていること

第2章 からだをつくる分子たち

第3章 生体の触媒

第4章 ヒトが生きていくために

第5章 からだの情報学

43

Chapter 1-20 生体を維持する3つの「仕事」(2)

自然と反対方向に物質を移動する「能動輸送」

3つめの輸送の仕事の代表は**能動輸送**である。能動輸送は，細胞膜の内外の濃度勾配に逆らって，ある特定の物質を移動させることをいう。

考えてみれば，能動輸送は不自然である。水が高きより低きに流れるがごとく，ふつう物質は濃度の高いところから低いところに移動する。たとえばビーカーの3分の1に砂糖水を入れておき，これに水を加え静かに長時間放置すると，最終的には砂糖が溶液中に散らばり，均一な濃度になる。この自然な流れを**受動輸送**と呼んでいる。だが，自然とは反対の能動輸送をするには，何らかの仕事をしなければならない。この仕事にエネルギーが必要なのである。

なぜ，わざわざ不自然な能動輸送をしなければならないのか？

それは，細胞膜を細胞膜たらしめるためである。こういうことだ。細胞は，脂質でできた膜によって内側と外側に分けられている。だが，この膜は完全に密閉されたものではなく，ところどころに小さな穴が開いている。この小さな穴より大きな物質は，この穴を通り抜けることはできないが，この穴より小さな分子やイオン※は，膜の内側と外側を自由に行ったり来たりできる。だから，これらの濃度は，細胞の内側と外側で同じであると思うはずだ。しかし実際には，分子やイオンの濃度はずいぶん違っている。

たとえば，ナトリウムイオン（Na^+）は細胞の外側に多く，内側に少ない。その差は20倍。一方，カリウムイオン（K^+）は細胞の外側には少なく，内側に多い。その差は35倍。細胞膜の内側と外側で同じであっていいはずのイオン濃度がぜんぜん違う。これが細胞膜の根本的な性質であり，能動輸送の結果なのである。

※プラスやマイナスの電気を帯びた原子

> **知っておこう　濃度勾配**
>
> 同じ溶液中でも分子やイオンなど溶質の濃度に差がある場合，「濃度勾配がある」という。本文の砂糖水の例のように，濃度勾配が0になるよう濃度の高いほうから低いほうへと分子やイオンが移動する。この現象を「拡散」という。

File 20 エネルギーを使って行う仕事（2）

ナトリウムポンプが浸透圧に逆らって分子やイオンを輸送する

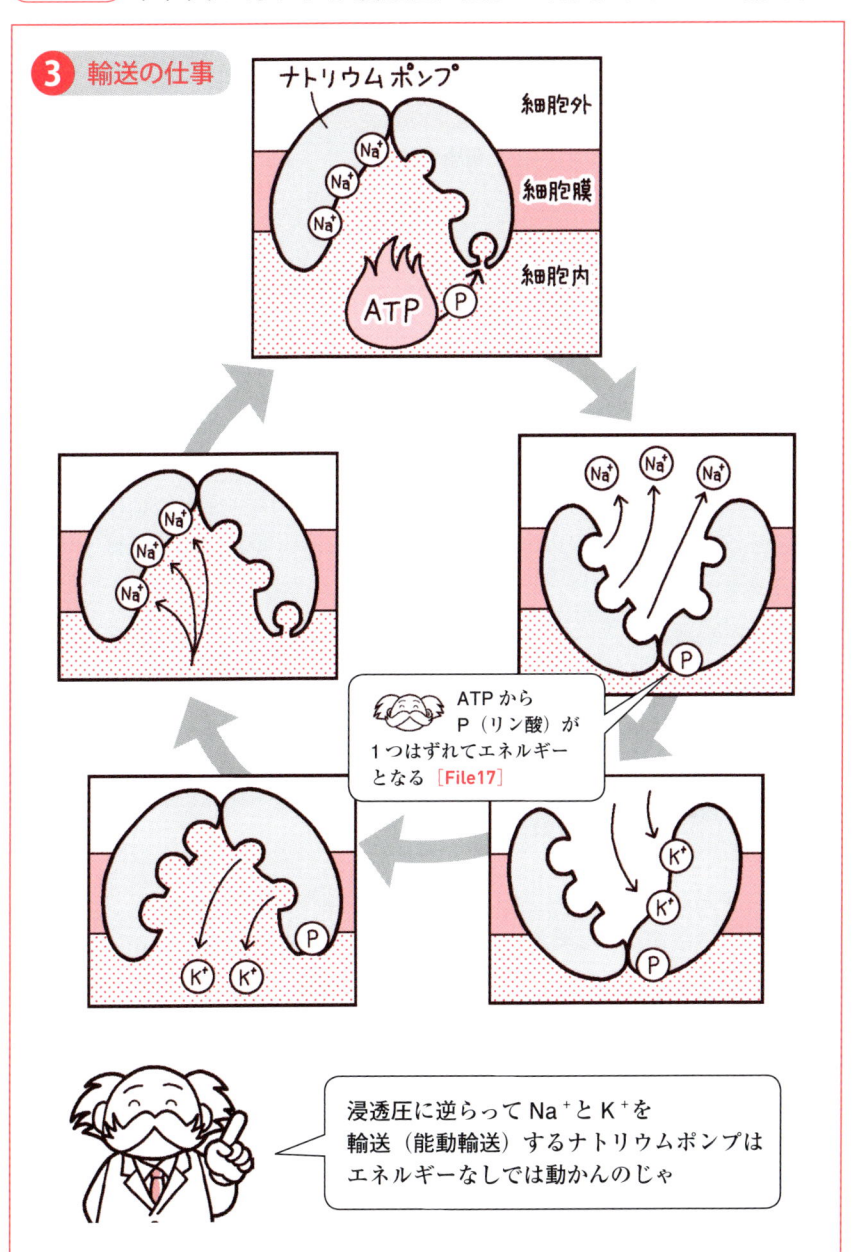

❸ 輸送の仕事

ATHから P（リン酸）が1つはずれてエネルギーとなる [File17]

浸透圧に逆らって Na^+ と K^+ を輸送（能動輸送）するナトリウムポンプはエネルギーなしでは動かんのじゃ

Chapter 1-21 生きることの基本は電気だ！

電位差によってヒトは考え，行動できる

　能動輸送が細胞を生かし，その集合体である生きものを生かす。生きられる根本は能動輸送なのである。

　File20でみたように，細胞膜には特別のタンパク質でできたポンプが埋まっていて，特定のイオンが細胞の内側と外側との間で，まるで回転ドアのように運搬される。このポンプが働くことによって，細胞の外側と内側で濃度差が生まれる。このポンプを動かすのがATPだ。このポンプが，細胞の内側にあるナトリウムイオンを外側に送り出している。

　その結果，細胞の内側のナトリウムイオンの濃度は下がり，外側のナトリウムイオンの濃度は上がる。一方，このポンプがカリウムイオンに対してはまったく逆の働きをし，細胞の外側にあるカリウムイオンを捕まえて内側に運んでいる。

　能動輸送のおかげで，イオン濃度は細胞の内側と外側で著しく異なる。その結果，細胞膜の外側に対して内側がマイナスに荷電する。これを**静止膜電位**という。静止膜電位は細胞の種類により異なるが，50〜100ミリボルトの範囲。生きている細胞は電気を帯びているのだ。

　ヒトの精神活動は「静」，肉体活動は「動」。外見上，ずいぶん異なるが，どちらも外部からの刺激によって細胞が興奮し，その興奮が次々と伝わることが共通だ。

　この興奮の伝達が**神経細胞**に起これば，思考，感情，判断などの心が発生し，**筋細胞**で起これば運動となる。つまり，生命現象の根本は，興奮が神経細胞や筋細胞の内部にドミノ倒しのように伝わることである。

　体内の電位差がぼくらの思考や運動に影響しているのですね！

神経細胞

File 21

神経細胞から神経細胞に情報が伝わるしくみ

- 神経細胞
- 軸索
- 情報（電気シグナル）
- シナプス伝達
- 情報（電気シグナル）
- 節後線維
- 伝達物質（化学シグナル）
- シナプス間隙
- 受容体
- 節前線維
- 融合
- 情報（電気シグナル）

第1章 からだの中で起きていること
第2章 からだをつくる分子たち
第3章 生体の軸線
第4章 ヒトが生きていくために
第5章 からだの情報学

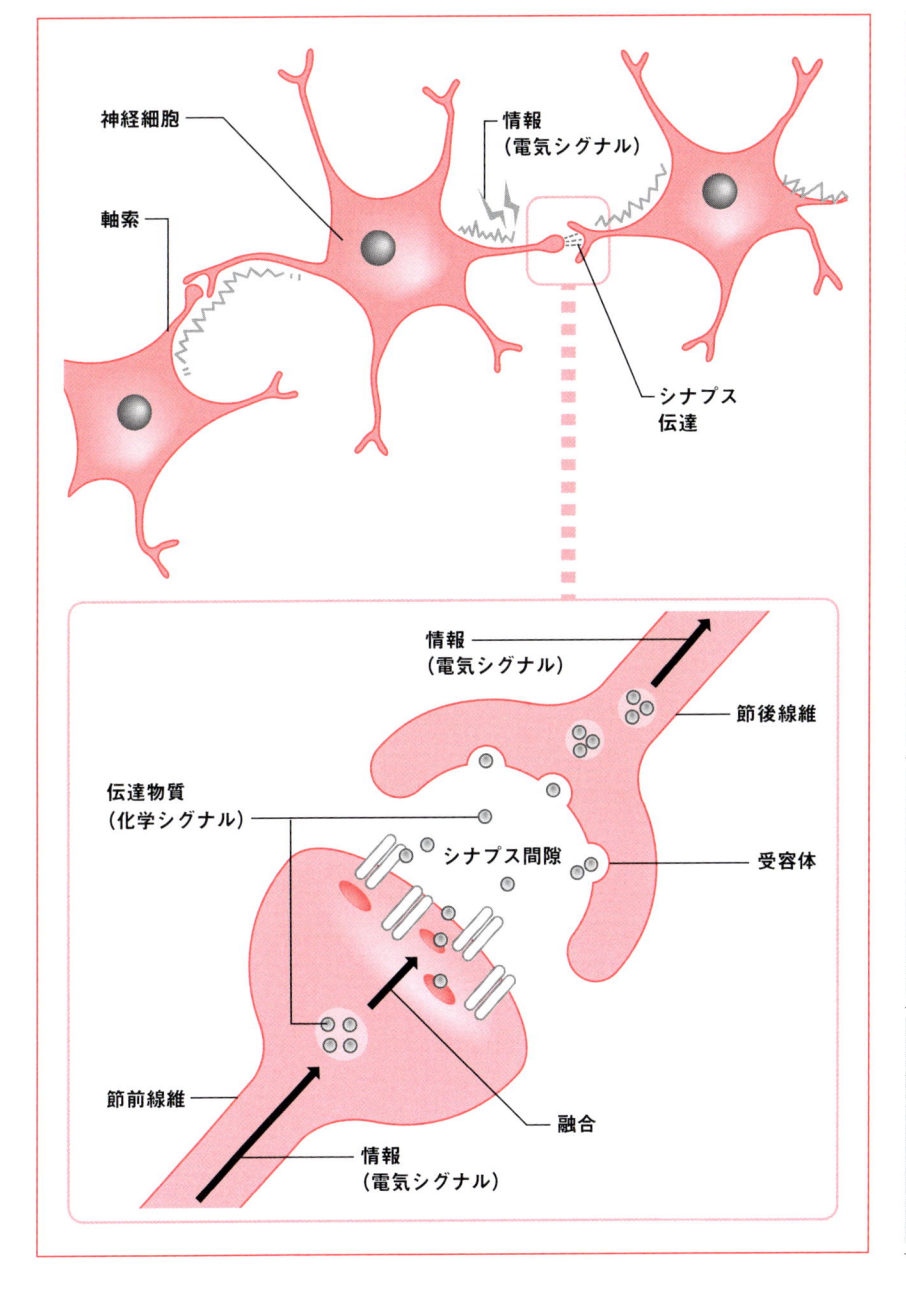

興奮はこうして伝わる

Chapter 1-22

「興奮」の正体は細胞内外における電位の逆転

　興奮していない**神経細胞**は，膜の内側が約−70mVになっている。だが，外部からの刺激が加わると，膜にあるナトリウムイオン用の穴が開き，細胞の外側にあるナトリウムイオンが内側に入ってくるため，膜の内側の電位は上昇する。これを**脱分極**という。電位は0mVに近づき，やがて約+40mVに達する。電位が膜の内側と外側で完全に逆転する。これが神経細胞の興奮である。

　しかし，神経細胞の膜に発生した電位の逆転はいつまでも続かない。時間が経つと，膜に開いた穴は閉じて，膜の内側は元のマイナスに戻る。これが**再分極**である。こうして神経細胞は次に興奮するための準備をする。

電気が神経細胞の中を伝わっていく

　神経細胞が興奮するしくみは理解できた。では，興奮がどのように伝わるかというと，簡単。たったいま電気が流れた箇所のすぐ隣の穴が開く。こうして，再び，ナトリウムイオンが膜の内側に入ることで電位が上昇する。

　そして開いていた穴が閉じることで，膜の内側は元のマイナスに戻る。すると，興奮が起こったすぐ隣の穴が開いて電気が流れるというサイクルを繰り返す。こうして，電気が神経細胞の中を順々に伝わっていく。

　なるほど，ヒトは電気を帯びている。この電気の発生は，細胞の内側と外側でイオンの濃度が異なることによる。だから，生体はイオンの濃度を厳密にコントロールしなければならないのである。ヒトが塩分を必要とする理由は，細胞に電気を発生させるためのイオンの供給なのである。

> 神経細胞の膜に発生した興奮（電位の逆転）は活動電位ともいうが，それを右頁で図にした。伝達の流れを追ってみよう。

File 22 活動電位

興奮を生む「脱分極」，興奮の準備をする「再分極」

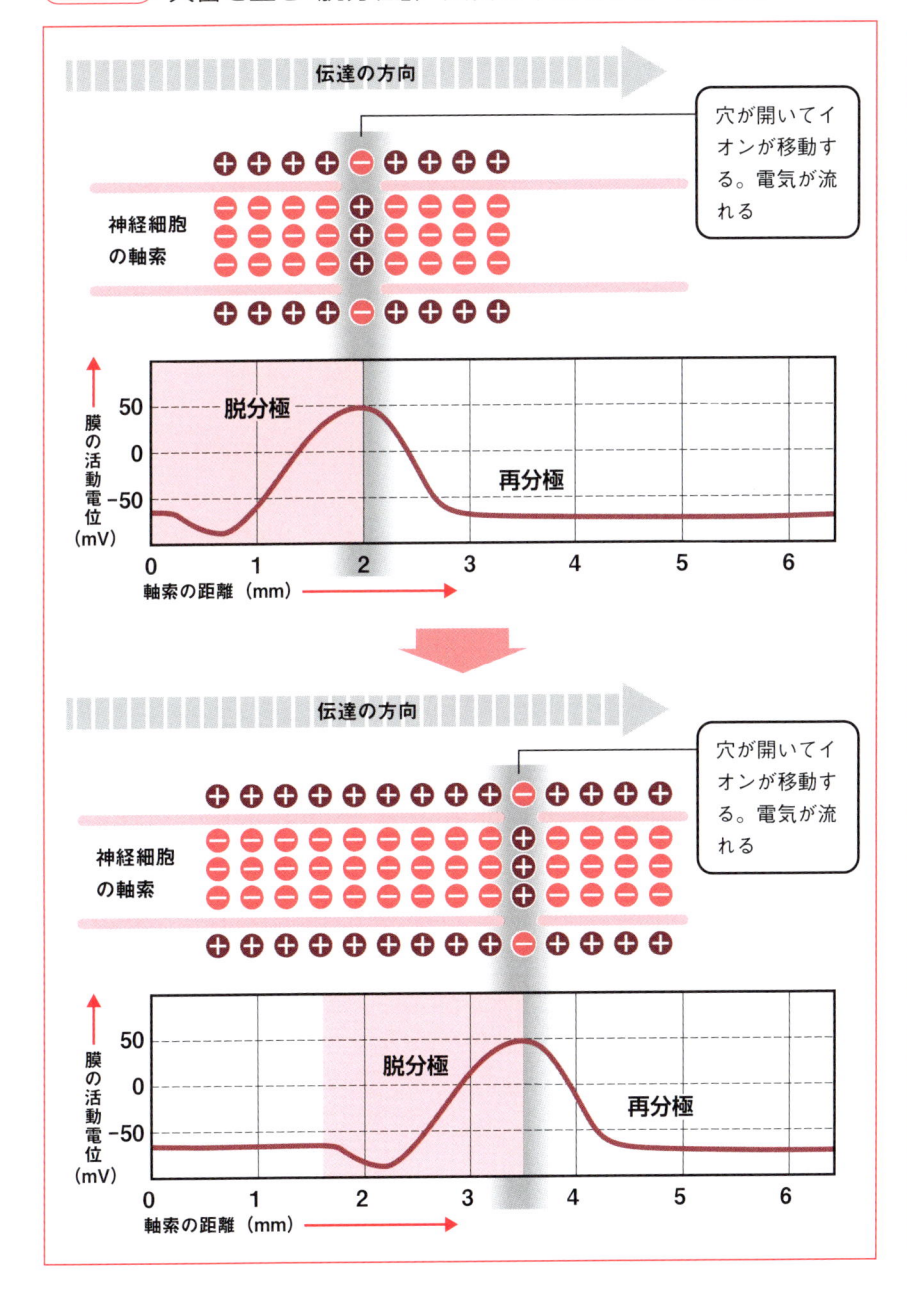

Column

おさらいしよう！ 化学の基礎

> 生化学に最低限必要な知識じゃぞ。確認してから先に進もう。

■ 分子式と構造式

分子を構成する原子の種類と個数を示したものを分子式という。2個の水素原子(H)と1個の酸素原子(O)が結合した水の分子式は【H_2O】である。

原子同士の結合の仕方を示したものを構造式という。水の構造式は【H-O-H】である。構造式から酸素を介して2個の水素が結合していることがわかる。

■ 単結合と二重結合

原子はまるで手をつなぐかのように結合する。手の数は原子ごとに異なる。炭素は4本、酸素は2本、水素は1本である。

水のように原子同士が1本の手でつながる結合の仕方を単結合という。一方、二酸化炭素(CO_2)は【O=C=O】と、炭素原子と酸素原子が2本の手でつながる。この結合の仕方を二重結合という。単結合より二重結合のほうが分子の構造は安定する。

■ 置換基

有機化合物の水素原子のかわりに置き換わる原子の集合体のことを置換基という。置換基の種類によって物質の性質は変化する。

たとえばカルボキシル基(-COOH)をもつアルコール、アミノ基(-NH_2)をもつアンモニアは水によく溶けるが、メチル基(-CH_3)やエチル基(-C_2H_5)をもつ化合物は水に溶けにくい。

主な置換基とその性質

基	名前	性質
-NH_2	アミノ基	塩基性。水によく溶ける
-COOH	カルボキシル基	酸性。水によく溶ける
-OH	水酸基	中性。水によく溶ける

> アミノ基、カルボキシル基は[File29]、水酸基は[File34]に登場するぞ。

第 2 章

からだをつくる分子たち

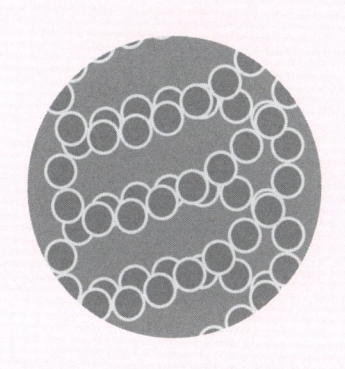

Chapter 2-1 食べものの消化と吸収

糖質，タンパク質，脂質の消化

　食べものが消化される様子を，ラーメンを例にして考えてみよう。

　まず，糖質から始める。ネギと麺を口に運ぶと，唾液が口の中いっぱいに溢れ出てきた。唾液にはデンプンを分解するアミラーゼが大量に含まれている。デンプンはネギと麺の成分で，アミラーゼによって**マルトース（麦芽糖）**に分解される。マルトースは2個のブドウ糖がくっついた糖（**二糖類**）である。しかし，口の中での糖質の分解はマルトースまでだ。**スクロース（ショ糖）**や**ラクトース（乳糖）**などの二糖類も口では分解されない。

　小腸に達した糖質は，**アミラーゼ，マルターゼ，スクラーゼ，ラクターゼ**という強力な酵素によって分解される。

　タンパク質の消化は胃で始まる。チャーシューの消化物が胃にやってくる。これが刺激になって，**ガストリン**というホルモンが胃から分泌され，続いて，胃液の分泌が促される。胃液に含まれる酵素**ペプシン**は，大きめのタンパク質を**ペプトン**という小さめのタンパク質に分解する。

　ペプトンは小腸に送られ，これにタイミングを合わせて，**セクレチン**や**コレシストキニン**というホルモンが放出される。これが膵臓に届くと，膵液がいっそう分泌される。

　膵液に含まれる消化酵素の**トリプシン**は，ペプトンをさらに小さな断片に分解するだけでなく，この断片をアミノ酸まで一気に分解する。こうしてできたアミノ酸が腸管から吸収される。

　脂質を分解するエキスパートがリパーゼという酵素だ。リパーゼは脂質を**脂肪酸**と**グリセリン**に分解する。リパーゼによって分解されてできた脂肪酸とグリセリンは胃壁と腸管から吸収される。

　　ちょ，ちょっと待ってください！　消化酵素の数が多くて頭の中で消化しきれないです…。

　　ん？　そうか。本文と照らし合わせて右頁の三大栄養素の流れを何度か追ってみると徐々に頭に入ってくるからな。

File 23 糖質,タンパク質,脂質の消化と吸収のしくみ

栄養素の消化と吸収を助ける酵素とホルモン

消化器	タンパク質	脂質	糖質
口			デンプン → 唾液アミラーゼ → マルトース
食道			唾液中のアミラーゼの活躍
胃	ペプシン ガストリン → ペプトン	小さめの脂質 唾液リパーゼ 脂肪酸＋グリセリン	
小腸	ペプトン トリプシン 断片 セクレチン コレシストキニン アミノ酸	大きめの脂質 膵液リパーゼ 脂肪酸 モノグリセリド	デンプン → 膵液アミラーゼ → マルトース マルトース → マルターゼ → ブドウ糖 スクロース → スクラーゼ → ブドウ糖＋フルクトース ラクトース → ラクターゼ → ブドウ糖＋ガラクトース
大腸			ファイバー 酸とガス ← バクテリアの酵素

〰️ ホルモン　☐ 栄養素　▢ 酵素

排泄　便

Chapter 2-2 主な栄養素の運命

栄養素の代謝の全体像

　栄養素は体内でどのような運命をたどるのか？　栄養素の主成分である糖質から始めよう。糖質はブドウ糖に分解され、**ピルビン酸**を経て**アセチルCoA**（コエーと発音）に変換される。糖質だけでなく、タンパク質や脂質からもアセチルCoAができる。

　アセチルCoAは**TCA回路**に入り、回路を回るうちに酸化され、二酸化炭素ができる。この酸化と引き換えに「**大きな還元力**」、すなわち「**たくさんの電子**」が得られる。

　「たくさんの電子」は、**電子伝達系**という電子をバケツリレーする部門に入り、**ATP**が大量につくられる。このバケツリレーで電子を受け取る最後の走者が酸素である。こうして電子を受け取った酸素は**プロトン**（H^+）とくっついて水ができる。

　タンパク質が分解されてできた**アミノ酸**は、ピルビン酸、アセチルCoA、TCA回路のうちのどれかに合流する。また、脂質は**グリセリン**と**脂肪酸**に分解されてから吸収される。

　脂肪酸は**β-酸化**という一度に2個の炭素が分解されるプロセスを繰り返し、最後にアセチルCoAになる。

　ここで1個のブドウ糖からいくつのATPが得られるかをみると、糖質の分解で2個、TCA回路で2個、電子伝達系で34個である。1個のブドウ糖から合計38個のATPができる。

　もし酸素がなかったら、生きものは何個のATPをつくることができるのか？　この条件ではヒトや動物は死んでしまうから測定できないが、酸素がなくても生きられる嫌気性菌でなら調べられる。そこで、嫌気性菌が何個のATPを生産するかを調べるとわずかに2個であった。

　電子伝達系が非常に効率よくATPをつくっていることがわかる。

TCA回路・電子伝達系 ➡ [File53]

File 24 代謝経路

食べものはどのような経路でエネルギーになるのか

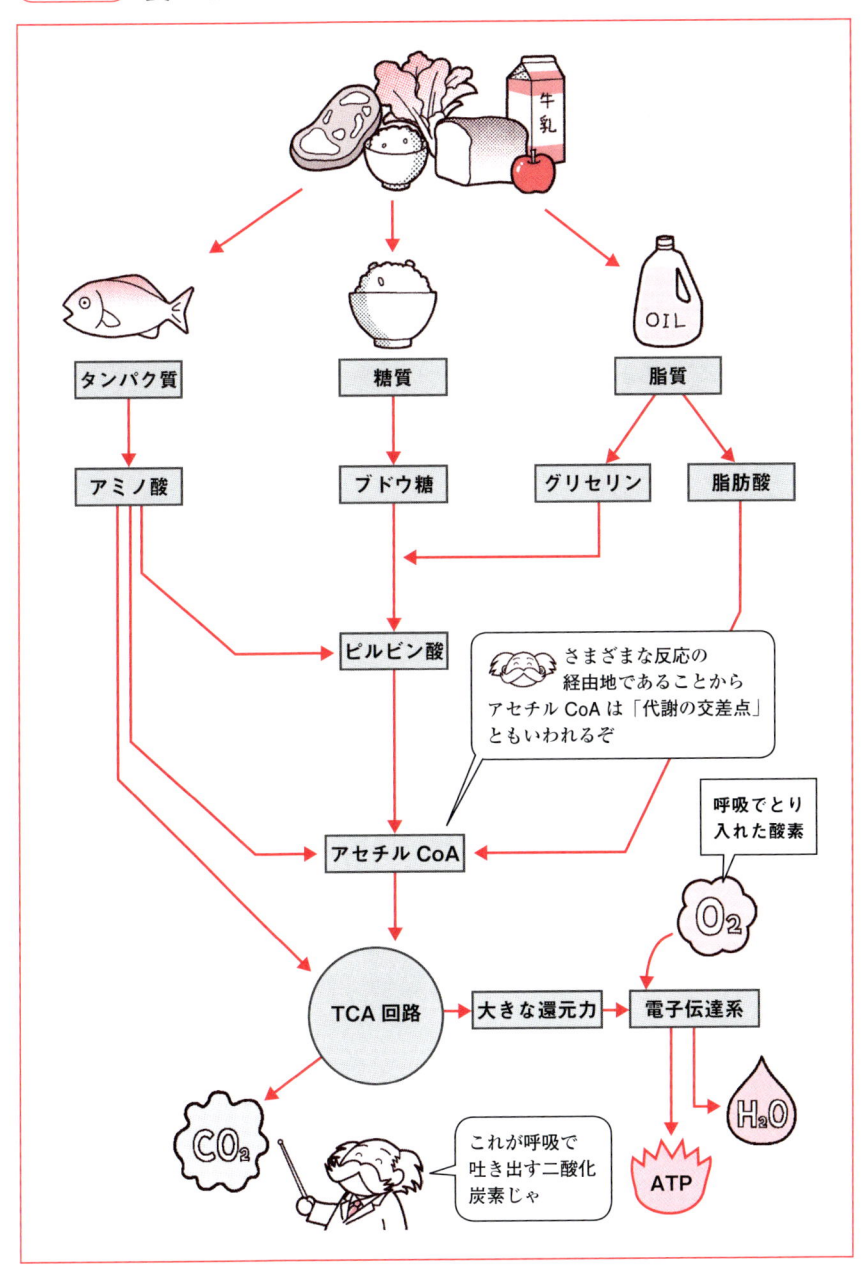

タンパク質 → アミノ酸
糖質 → ブドウ糖
脂質 → グリセリン、脂肪酸

アミノ酸 → ピルビン酸 → アセチル CoA
ブドウ糖 → ピルビン酸
グリセリン → ピルビン酸
脂肪酸 → アセチル CoA

さまざまな反応の経由地であることからアセチル CoA は「代謝の交差点」ともいわれるぞ

アセチル CoA → TCA 回路 → 大きな還元力 → 電子伝達系 → ATP、H_2O

呼吸でとり入れた酸素 O_2 → 電子伝達系

TCA 回路 → CO_2

これが呼吸で吐き出す二酸化炭素じゃ

Chapter 2-3 DNAとRNAの姿

種を保存する根源ともいえる物質

　遺伝子は細胞がタンパク質をつくるための料理本のようなものである[File70]。生きものの遺伝子はDNAである。だが，細胞に存在するすべてのDNAが遺伝子というわけではない。実は，細胞に存在するすべてのDNAの約2％がタンパク質を指令している遺伝子で，残りの約98％は意味不明の塩基配列なのである。

　多くの遺伝子の集まりを**染色体**と呼んでいる。染色体という名前は，細胞が分裂しているときに，この部分が色素に染まって見えることに由来する。

　細胞は遺伝子を用いて自らの成長や増殖に必要なタンパク質をつくる。生きものは数兆個もの細胞の調和と統率のとれた集合体であり，遺伝子は生きものを生かし，種を保存する根源ともいえる物質である。

　そんな重要な働きをしている遺伝子は，さぞ複雑な格好をしていると思いがちだが，実はDNAまたは**RNA**という単純な物質である。

　DNAとRNAの姿を右頁に構造式で表したが，どちらがDNAでどちらがRNAなのか，見分けがつかないほどよく似ている。それもそのはず。RNAはDNAのコピーなのである。

　DNAとRNAはどちらも，「**リン酸**」「**糖**」「**塩基**」の3部品からできている。この3部品が1単位を形成している。この単位が100個，1,000個，10,000個つながってDNAやRNAができている。

　では，遺伝情報はDNAのどの部分に記録されているのか？ リン酸や**デオキシリボース**の部分はDNA鎖のどこを見てもまったく同じだから，ここには遺伝情報は記録されていない。

　塩基はというと，**アデニン**（A），**グアニン**（G），**シトシン**（C），**チミン**（T）の4種類ある。だから，塩基の並び方（塩基配列またはシークエンス）に遺伝情報が記録されていることがわかる。

　　右頁のDNAとRNAの構造式を見て，どこが違うかすぐにわかるかな？

File 25 DNAとRNAの基本構造

DNAとRNAは見分けがつかないくらい似ている

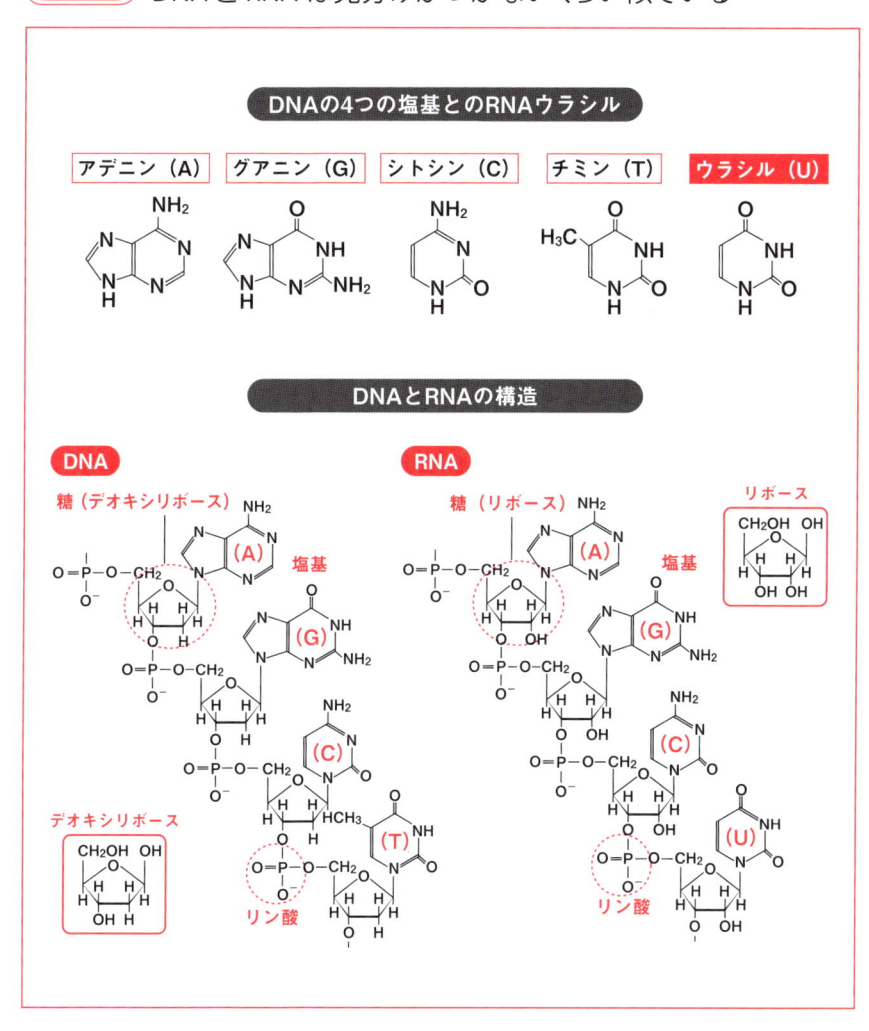

DNAの4つの塩基とのRNAウラシル

アデニン（A）　グアニン（G）　シトシン（C）　チミン（T）　ウラシル（U）

DNAとRNAの構造

DNA — 糖（デオキシリボース）、塩基、リン酸

RNA — 糖（リボース）、塩基、リン酸

リボース

デオキシリボース

🧑 DNAは糖がデオキシリボースだけど，RNAはリボースなんですね。

👴 そうなんじゃ。あとDNAではA・G・C・Tである塩基がRNAではA・G・C，そしてTの代わりにUになる，DNAは2本鎖なのに対してRNAは1本鎖であることなどが主に違う点なんじゃ。

Chapter 2-4 DNAの立体構造

DNAの立体構造ができるまで

　1950年代初頭，英国医学研究所で，2人の若手研究者がDNAの立体構造を解明しようと決心した。後に科学史に永遠に名を刻む，**ジェームス・ワトソン**と**フランシス・クリック**である。DNAが遺伝物質であることを直感した彼らは，この立体構造を解明することが世紀の大仕事であることを知っていた。

　そのころ，コロンビア大学の**アーウイン・シャルガフ**は，DNAに含まれる塩基の量を厳密に測定し発表していた。その結果は，チミン（T）の量とアデニン（A）の量は等しく，シトシン（C）の量とグアニン（G）の量は等しいというもの。これを**シャルガフの経験則**という。

　これだけの情報ではDNAの立体構造を決めるには不十分である。だが，彼らは幸運だった。同研究所にいた**ロザリンド・フランクリン**が撮影したDNA繊維のX線写真を，同じ研究室にいた彼女のライバルがこっそり複写していたのだ。ひょんなことからワトソンとクリックは，これを見た。このX線写真から2つの事実が明らかになった。

(1) **DNAはらせん構造になっていて，10個のユニットが繰り返すたびに，らせんが1回転すること。**
(2) **それぞれのらせん構造には2個のDNAがあること。**

　これら2つの事実，DNAの平面構造，シャルガフの経験則だけが，ワトソンとクリックに与えられた確かな情報だった。DNAの立体構造を組み立てるには，まだ情報が少な過ぎるように思うのは凡人。だが，彼らは天才である。

　彼らは，カルテック（カリフォルニア工科大学）の大化学者**ライナス・ポーリング**と熾烈な先陣争いを続けていた。そこで彼らは，針金でつくった粗末な分子模型を武器に，化学の知識を総動員してモデル製作を続けた。そして，ついにX線写真と矛盾しない合理的なDNAの立体構造をつくりあげた。2人の若き研究者が強豪ポーリングを破った瞬間である。

File 26　DNAの解明に挑んだ2人の若手研究者

ポーリングとの熾烈な争いを制したワトソンとクリック

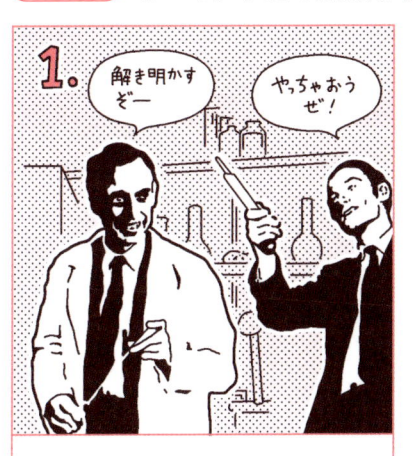

1.
「解き明かすぞー」
「やっちゃおうぜ！」

イギリスの研究所において2人の青年がDNAの構造を解き明かそうとしていた

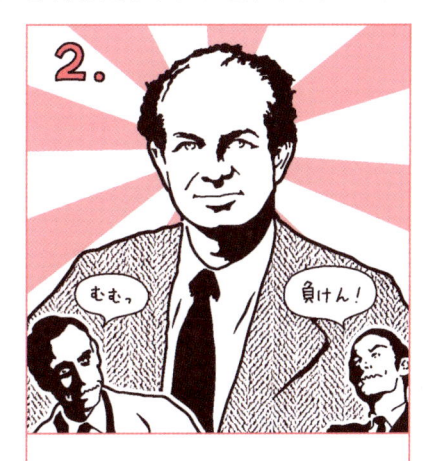

2.
「むむっ」
「負けん！」

彼らにはライバルがいたカリフォルニア工科大学の大化学者ライナス・ポーリングだ

3.
ある日，彼らはコピーされたDNA繊維のX線写真から2つのことに気づく

(1) DNAは，らせん構造になっていること
(2) 1つのらせん構造の中に2個のDNAがあること

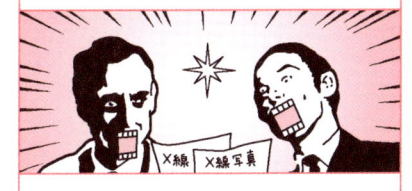

これが突破口になり，彼らはポーリングより先に謎を解明した

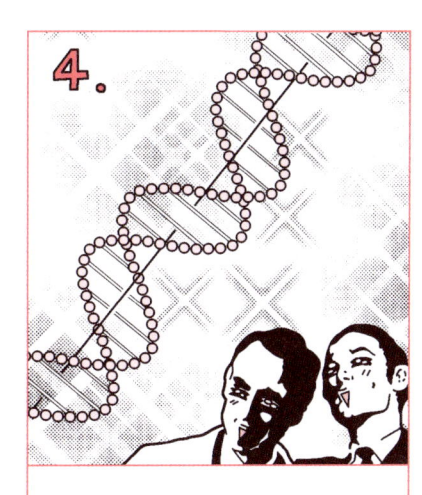

4.
「こんな美しい物質は自然界に存在して当然」と思うのだった

Chapter 2-5 美しい二重らせん

DNA の 5 つの構造的な特徴

　1953年，**ワトソン**と**クリック**は，英国の雑誌「ネイチャー」にDNAの立体構造のモデルを発表した。このモデルには5つの特徴がある。

(1) DNAは，2本のらせん状の鎖が互いに反対方向から絡まり合ってできていること。

(2) プリン塩基とピリミジン塩基は内側に，そしてリン酸と糖がDNAの外側にあること。

(3) DNAは直径2nm（ナノメートル）の非常に長い円柱と考えることができること。隣同士の塩基は0.34nm離れていること。ちなみに，1nmとは100万分の1mm。

(4) 2本の鎖は，それぞれの鎖についている塩基が水素結合※によって対を形成することでつながっていること。どのような塩基でも対をつくるのではなく，対をつくるには特定の組み合わせがある。その組み合わせは，アデニンは必ずチミンと，そしてグアニンはいつもシトシンと。

(5) 鎖につながっている塩基は，どのような配列でもよいこと。このように塩基配列を自由に選ぶことによって，遺伝情報を正確に子孫に伝えることができる。

　DNAの立体構造で最も大事なのは，(4) に挙げた，**アデニンがチミンと対をつくり，グアニンがシトシンと対をつくること**である。これらの塩基対を右頁にスケッチした。アデニンが2個の水素結合でチミンと塩基対をつくり，グアニンは3個の水素結合でシトシンと塩基対をつくっているのがわかる。

　ワトソン・クリックのDNA立体構造こそが遺伝の本質である。このDNAモデルを完成させた彼らは，こんなに美しい構造が自然界に存在しないはずがないと話し合ったのであった。真理は単純でなおかつ美しいものである。

※本来は1つの原子にだけ結合する水素が，あたかも2つの原子に結合しているように振る舞うこと

二重らせんの美しい構造

File 27

アデニンはチミンと，グアニンはシトシンと対をつくる

ワトソン・クリックの塩基対

アデニン A ー チミン T
1.1nm
水素結合

グアニン G ー シトシン C
1.1nm
水素結合

DNAの二重らせん

0.34nm
3.4nm
2nm

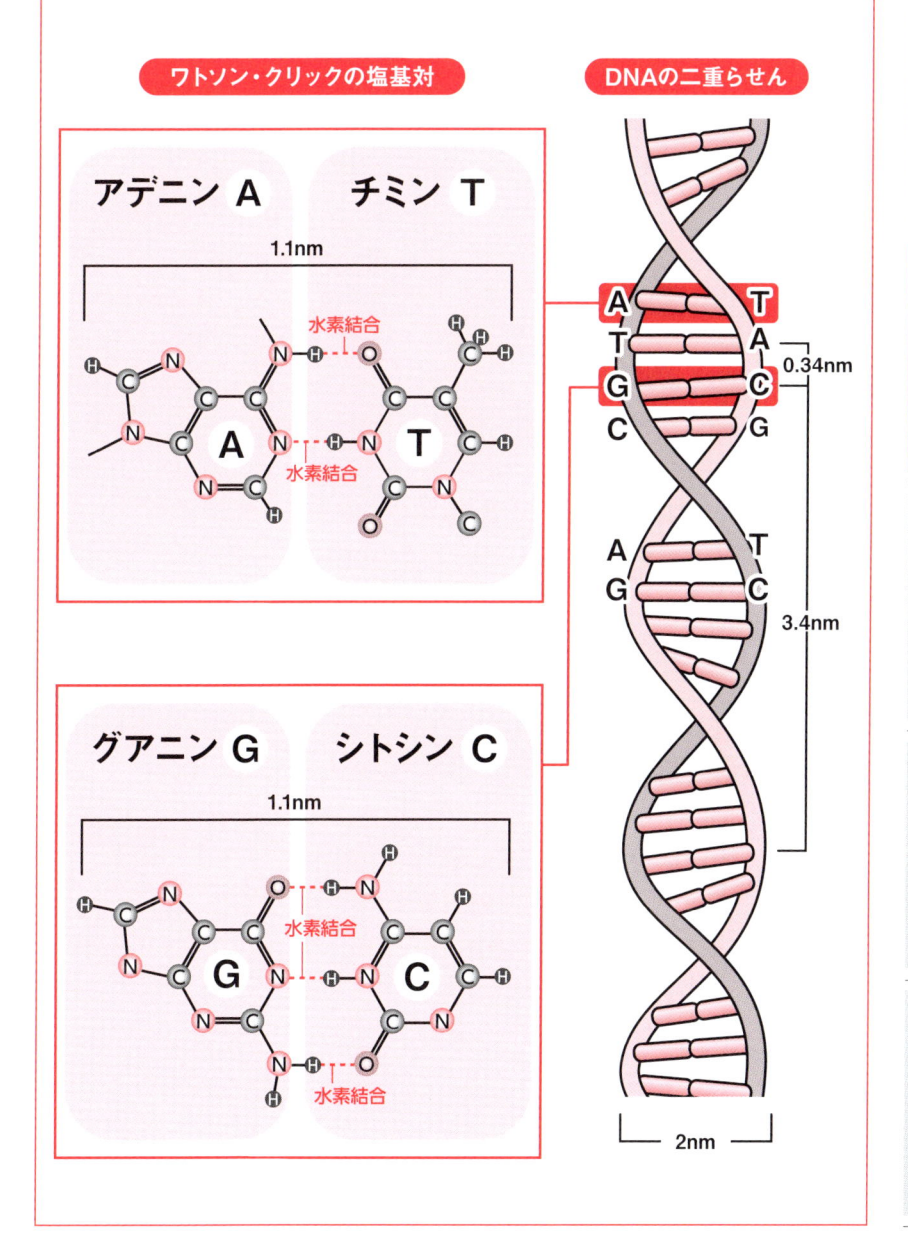

Chapter 2-6 細胞をつくるタンパク質

タンパク質は"最も大切な"物質

　タンパク質は生体で最も頻繁に見つかる有機物であり，すべての生きものにあってからだの組織の成長や，破損した箇所の修復に欠かせない。古代ギリシア人がタンパク質を「最も大切な」という意味の「プロト」と呼んでいたのもうなずける。

　タンパク質は，**アミノ酸**が非常に長く連なった**ポリマー**（**高分子**）である。タンパク質は，細胞の建築材料になったり，抗体になったり，あるいは酵素になって化学反応を実行する。タンパク質そのものはエネルギー源としては利用されないが，糖質が不足したときには，糖の分解の経路に合流し，エネルギーに変換される。

　炭素，**水素**，**酸素**からできている点で，タンパク質は糖質や脂質と共通だが，糖質や脂質が**窒素**をまったく含んでいないのに対し，タンパク質は大量の窒素（約16%）だけでなく，少量ではあるが**イオウ**や**リン**も含んでいる。

　タンパク質を理解する出発点は，その成分であるアミノ酸の性質を知ることである。アミノ酸とは，1つの分子の中に，**アミノ基**（$-NH_2$）と**カルボキシル基**（$-COOH$）の両方をもつ分子である。

　アミノ酸の姿を右頁にスケッチした。アミノ酸の中央にある炭素原子（**α炭素**という）から4本の手が伸び，それぞれの手はR，$-NH_2$，H，COOHという4グループを捕まえている。

　Rは**側鎖**と呼ばれ，Rがたまたま**水素原子**（R = H）ならば，このアミノ酸は**グリシン**になる。もしRが**メチル基**（R = CH_3）ならば，このアミノ酸は**バリン**になる。こういう具合に，側鎖が異なるごとに違ったアミノ酸になる。しかし，アミノ酸の側鎖（R）の種類は20個に限られているから，アミノ酸は全部で20種類である。

　　アミノ基，カルボキシル基の「基」ってどういうこと？

　　有機化合物はいくつかの成分に分かれる。その共通成分のグループを「基」あるいは「官能基」と呼ぶんじゃ。

File 28 タンパク質の構造

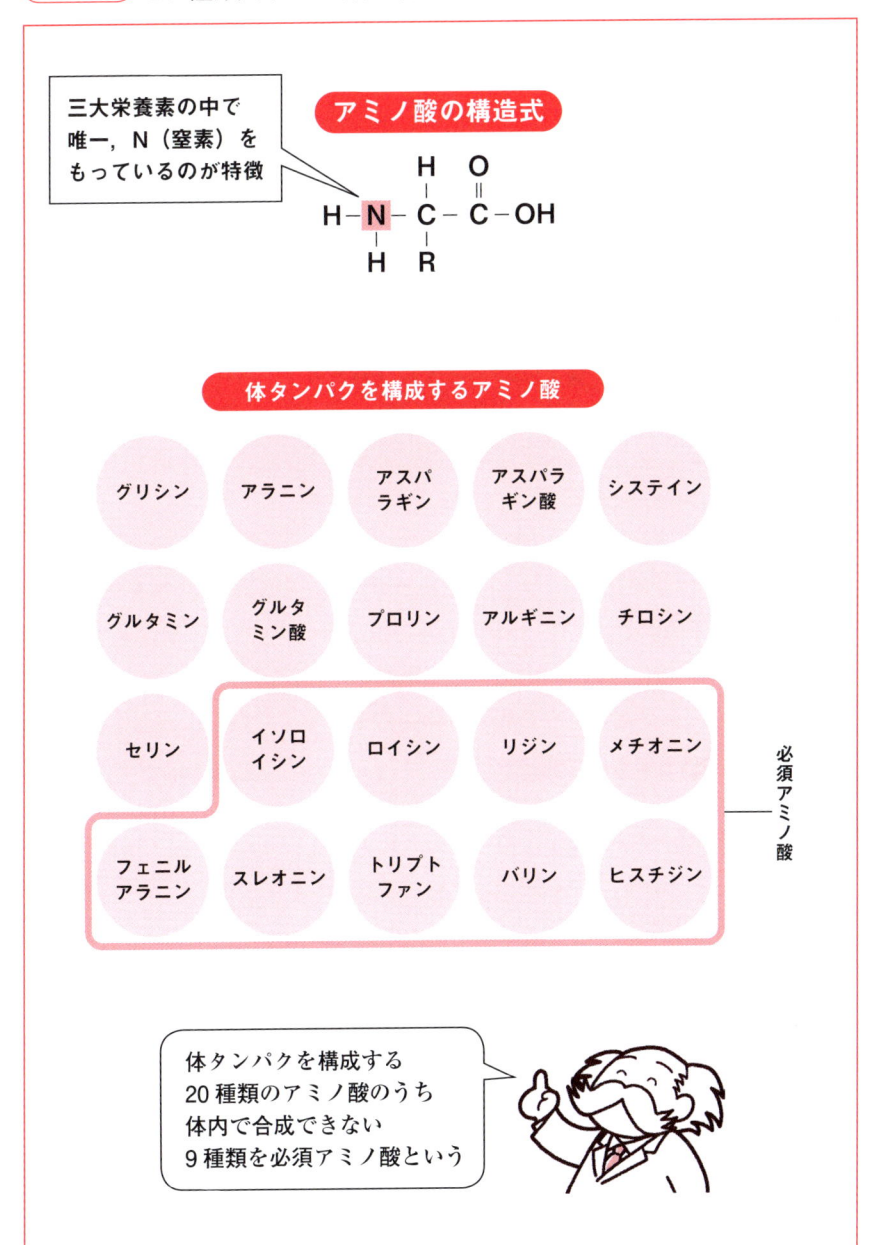

20種類のアミノ酸が結合してタンパク質ができる

アミノ酸の構造式

三大栄養素の中で唯一，N（窒素）をもっているのが特徴

$$H-N-\underset{\underset{R}{|}}{\overset{\overset{H}{|}}{C}}-\overset{\overset{O}{\|}}{C}-OH$$

体タンパクを構成するアミノ酸

- グリシン
- アラニン
- アスパラギン
- アスパラギン酸
- システイン
- グルタミン
- グルタミン酸
- プロリン
- アルギニン
- チロシン
- セリン
- イソロイシン
- ロイシン
- リジン
- メチオニン
- フェニルアラニン
- スレオニン
- トリプトファン
- バリン
- ヒスチジン

必須アミノ酸

体タンパクを構成する20種類のアミノ酸のうち体内で合成できない9種類を必須アミノ酸という

Chapter 2-7 アミノ酸の性質

1つの分子の中に酸と塩基が共存

　今度は，**アミノ基**（−NH$_2$）の性質をみていこう。アミノ基とは，1個の窒素に2個の水素が結合したものだ。アミノ基のかたちは，刺激臭があって目にしみる**アンモニア**（NH$_3$）によく似ている。

　そこでまず，アンモニアの性質をみていくことにする。アンモニアを水に溶かしたときの化学反応を右頁に描いた。アンモニアが水から**水素イオン**（H$^+$：プロトン）を取り上げてしまい，**アンモニウムイオン**（NH$_4^+$）と**水酸イオン**（OH$^-$）ができる。この水酸イオンが強いアルカリ性（または塩基性）を示す。アンモニアによく似たアミノ基もまたプロトンを受け入れることができるから，塩基性を示すことは容易に理解できる。

　次に，**カルボキシル基**（−COOH）の性質をみていこう。カルボキシル基をもつ分子で私たちに馴染みが深いものといえば，「酢」の成分である**酢酸**（CH$_3$COOH）が思い浮かぶ。この酢酸を水に溶かしたときに何が起こるか。酢酸はプロトンを放って水に与え，**ヒドロニウムイオン**（H$_3$O$^+$）が生成する。このヒドロニウムイオンこそが**酸**の正体なのである。ただし，便宜上，H$_3$O$^+$よりも**H$^+$**と表現することが多い。

　アミノ酸という1つの分子の中に，酸と塩基が共存する。ここまで読んだ読者はピンときたはずだ。すなわち，アミノ酸という1つの分子の中に酸と塩基があるのだから，両者がきっと反応する，と。こういった感覚をもつことが大切なのである。

　実際に生体内では，アミノ酸の分子の中で酸−塩基反応が起こり，イオンのかたちで存在する。しかし便宜上，イオンになっていないアミノ酸のかたちで表現することもよくある。

　　アミノ酸の性質を右頁の構造式でみていこう。

File 29 アミノ酸の性質

塩基性と酸性が共存するアミノ酸の姿

塩基性　**酸性**

$$H-N(H)(H)-C(H)(R)-C(=O)-OH$$

アミノ基（$-NH_2$）　側鎖　カルボキシル基（$-COOH$）

塩基性（アルカリ性）の性質をもつアミノ基と酸性の性質をもつカルボキシル基が共存しているのも特徴じゃ

アンモニアと水との反応

$H_3N: + H_2O \longrightarrow H-NH_3^{\oplus} + OH^{\ominus}$

プロトンとしてアンモニアに取られる

塩基　アンモニウムイオン　水酸イオン

酢酸と水との反応

$CH_3-COOH + :\ddot{O}H_2 \longrightarrow CH_3COO^{\ominus} + H_3O^{\oplus}\,(H^{\oplus}+H_2O)$

プロトンとして水に取られる

ヒドロニウムイオン　プロトン　酸

生体内でのアミノ酸のかたち

$H_3N^{\oplus}-C(R)(H)-COO^{\ominus}$

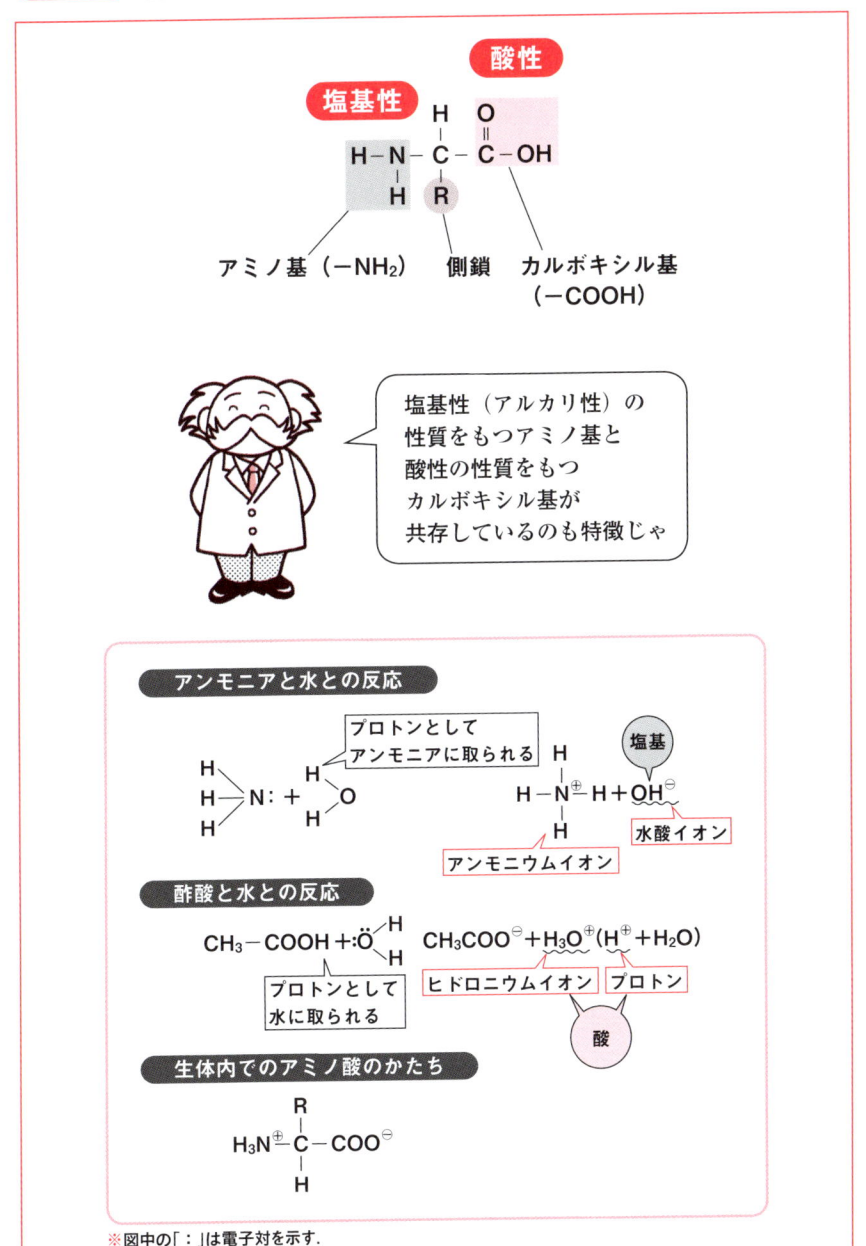

※図中の「：」は電子対を示す．

Chapter 2-8 タンパク質はどのようにしてできるのか？

アミノ酸がペプチド結合でつながる

　タンパク質のでき方をみていこう。アミノ酸1とアミノ酸2が接近するだけでは新しい結合はできない。接近したアミノ酸1とアミノ酸2が衝突することではじめて化学反応が起こる。どんな化学反応かというと，アミノ酸1のカルボキシル基（−COOH）とアミノ酸2のアミノ基（−NH$_2$）から1個の水分子が抜ける（脱水）ことで，2つのアミノ酸がつながる。

　Aという分子とBという分子から水が抜けながら，A–Bという新しい分子ができるとき，この化学反応を**脱水縮合**と呼んでいる。

　アミノ酸とアミノ酸のつなぎ目には（−CONH−）という結合が存在する。この結合を「**ペプチド結合**」という。また，2個のことをギリシア語では「ジ」と表現するから，この場合「**ジペプチド**」ができたという。もし3個「トリ」のアミノ酸がつながれば「**トリペプチド**」ができたという。こんな調子でアミノ酸は次々とつなげることができる。

　「ペプチド結合」が繰り返している部分は木の幹に相当する部分で，**主鎖**という。一方木の枝に相当するのが，主鎖のα炭素から突き出ている**側鎖**（R）だ。タンパク質とは，たくさんのアミノ酸がペプチド結合でつながったポリマーである。

　ここでいう「たくさん」とは100個から1,000個とかなり幅が広い。タンパク質が「たくさん」ある意味の「ポリ」という接頭語を前に付けて「**ポリペプチド**」とも呼ぶこともある。

　ちなみにアミノ酸が約10個までのものを「**オリゴペプチド**」と呼んでいる。オリゴペプチドには，子宮収縮作用のあるオキシトシン，血圧を高めるバゾプレッシンなど体内で重要な働きをするホルモンが多い。

> 「ポリマー」についてもう少し詳しく教えてください。

> 有機化合物の分子が結合して高分子化したもののことじゃよ。ポリマーの基本となる分子のことを「モノマー」という。つまり，デンプンやセルロースはポリマーで，ブドウ糖はモノマーということじゃ。

ペプチド結合

File 30

アミノ酸はどのように結合するのか

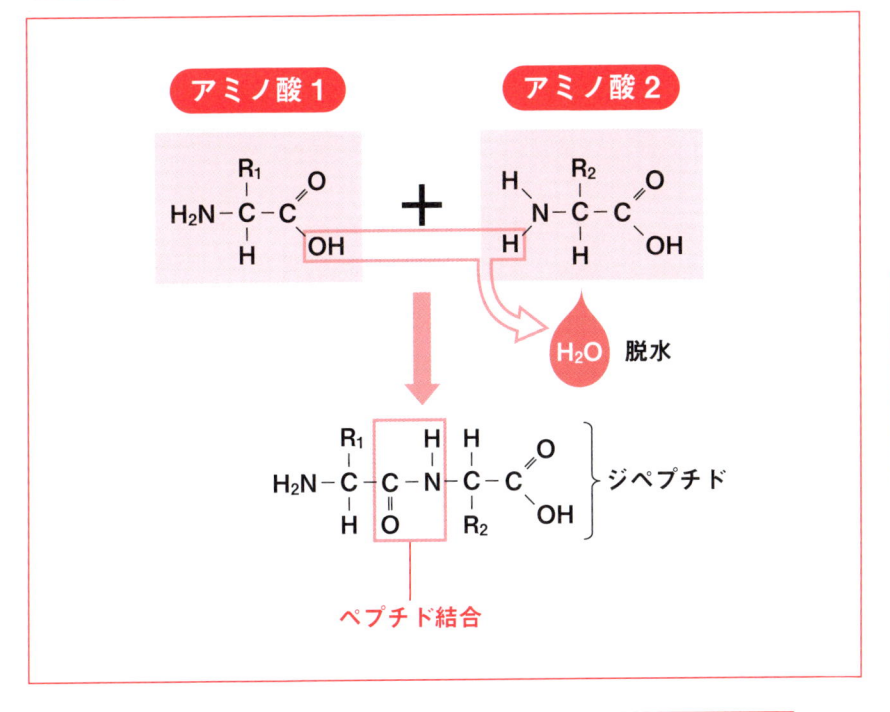

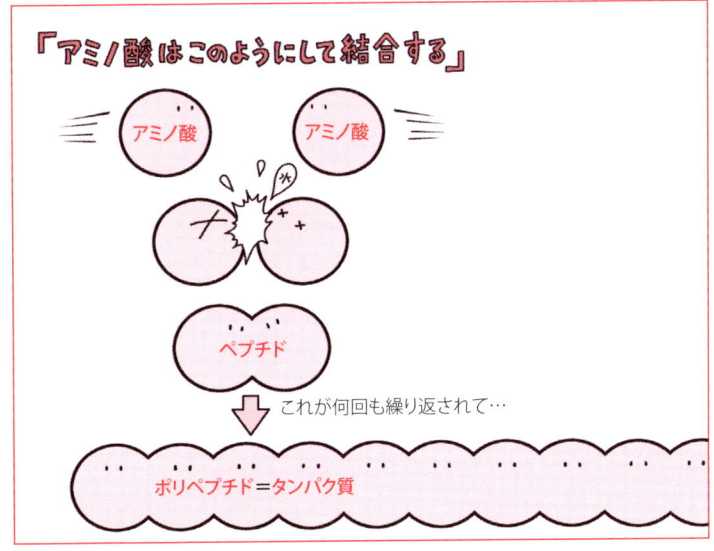

アミノ酸1 + アミノ酸2

$H_2N-\underset{H}{\underset{|}{C}}(R_1)-C(=O)-OH$ + $H-\underset{H}{\underset{|}{N}}-\underset{H}{\underset{|}{C}}(R_2)-C(=O)-OH$

→ H_2O 脱水

ジペプチド：$H_2N-\underset{H}{\underset{|}{C}}(R_1)-\underset{O}{\underset{\|}{C}}-\underset{|}{\underset{H}{N}}-\underset{R_2}{\underset{|}{C}}(H)-C(=O)-OH$

ペプチド結合

「アミノ酸はこのようにして結合する」

アミノ酸 + アミノ酸

→ ペプチド

これが何回も繰り返されて…

ポリペプチド＝タンパク質

67

Chapter 2-9 タンパク質の多様性は無限大

糸状・繊維状のタンパク質と球状のタンパク質

　今度はタンパク質の姿をみていこう。ポリペプチド（タンパク質）はまるでまっすぐに伸びているかのごとく描かれているが，これは便宜上こう表現しているだけで，実際には，三次元空間に広がる立体構造である。そのかたちを大別すると，**糸や繊維状のもの**と**球状のもの**の2つになる。

　糸や繊維状タンパク質はほとんど水に溶けない。この性質を生かし，細胞膜や遺伝子をしまいこんでいる核という入れものをつくる材料になっている。このような糸状や繊維状のタンパク質は**構造タンパク質**とも呼ばれ，髪の毛，皮膚，筋肉，腱，軟骨などの材料になっている。

　一方，球状タンパク質は水によく溶ける。それは，水に溶けにくい疎水性の側鎖が分子の内側におさまり，水に溶けやすい親水性の側鎖が分子の外側に露出しているためだ。

　球状タンパク質の代表は，成長ホルモン，ヘモグロビン，抗体，人体の化学反応を実行する酵素などである。

　なぜ，タンパク質が細胞でこれほど重要な役割を演じることができるかというと，タンパク質には生体からのさまざまな要求に応じられる多様性があるからだ。

　では，なぜタンパク質にそれほどの多様性があるのか？　これこそが，古代ギリシア人がタンパク質を最も大切な物質と称した秘密である。

　タンパク質の構成成分であるアミノ酸は全部で20種類あるから，アミノ酸が2個つながったジペプチドでは，$20 \times 20 = 400$通りの組み合わせが可能である。そしてアミノ酸が3個つながったトリペプチドになると，$20 \times 20 \times 20 = 8{,}000$通りの組み合わせが可能になる。

　ふつうの大きさのタンパク質は少なくとも100個のアミノ酸からできているので，タンパク質の多様性は実質的に無限大である。タンパク質の有能さの秘密は多様性にある。

File 31 タンパク質の多様性

20種類のアミノ酸が無限の組み合わせを可能にする

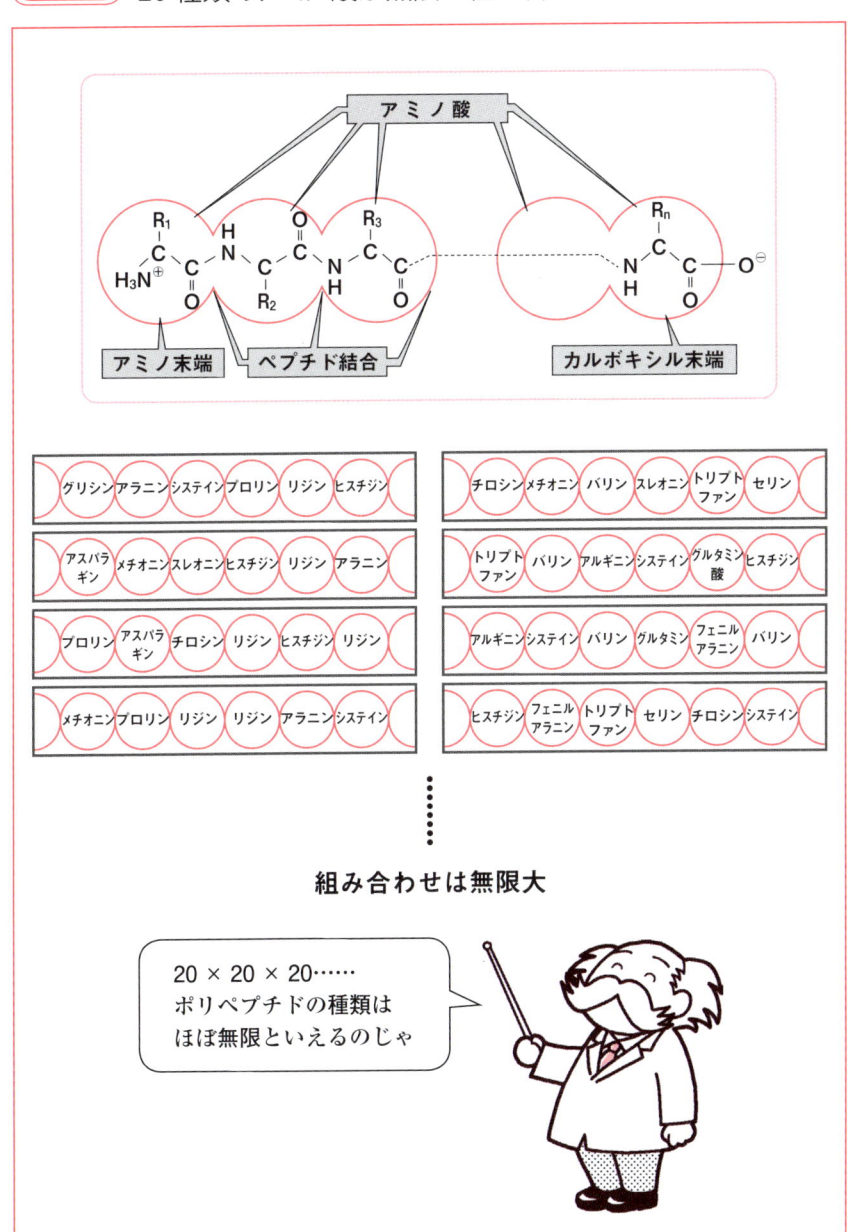

アミノ酸

アミノ末端 — ペプチド結合 — カルボキシル末端

グリシン	アラニン	システイン	プロリン	リジン	ヒスチジン
アスパラギン	メチオニン	スレオニン	ヒスチジン	リジン	アラニン
プロリン	アスパラギン	チロシン	リジン	ヒスチジン	リジン
メチオニン	プロリン	リジン	リジン	アラニン	システイン

チロシン	メチオニン	バリン	スレオニン	トリプトファン	セリン
トリプトファン	バリン	アルギニン	システイン	グルタミン酸	ヒスチジン
アルギニン	システイン	バリン	グルタミン	フェニルアラニン	バリン
ヒスチジン	フェニルアラニン	トリプトファン	セリン	チロシン	システイン

組み合わせは無限大

20 × 20 × 20……
ポリペプチドの種類は
ほぼ無限といえるのじゃ

Chapter 2-10 タンパク質のかたちを決定する2つの原理

右巻きのらせん構造「αヘリックス」と板状の構造の「βシート」

　細胞内のリボソームでつくられたタンパク質は，自然に折り畳まれ，特定のかたちにおさまる。どんなかたちになるかは，アミノ酸がどんなアミノ酸に囲まれているかによって決まる。

　タンパク質のかたちを決定する原理は2つ。1つめは，水に溶けにくい側鎖（**疎水性アミノ酸の側鎖**）は，水からなるべく遠く離れようと，互いにくっつき合ってタンパク質の内部に隠れること。これを**疎水結合**と呼んでいる。2つめは，水に溶けやすい側鎖（**親水性アミノ酸の側鎖**）は，タンパク質の外部に突き出て，水とくっつく。

　こうしてタンパク質が水に溶けて本来の働きをする。もし疎水性アミノ酸の側鎖が外部に突き出ていれば，タンパク質は水に溶けずに沈殿する。水に溶けなければ，酵素は化学反応を進めることができず，抗体は細菌を捕えることができない。

　タンパク質の構造をさらに細かくみていこう。タンパク質の主鎖をたどっていくと，**右巻きのらせん構造（αヘリックス）**と，**板状の構造（βシート）**をとっている部分がある。αヘリックスとβシートはタンパク質で最も重要な部分構造であり，点線で示された水素結合によって維持されている。

　αヘリックスの特徴は，**水素結合が同一の鎖の中で起こっている**ことだ。一方，βシートでは**水素結合が互いに並んだ2本の鎖の間で起こっている**。どちらの構造になるかは側鎖の種類（すなわちアミノ酸の種類）と並び方によって決まる。

　これまでに多くのタンパク質の構造がX線結晶解析によって決定されてきた。だが，タンパク質の結晶化にはかなりの時間がかかる。これではあまりに辛い。そこで実験せずに，アミノ酸の配列からタンパク質の構造を予測する研究が始まった。

タンパク質のかたちを決める原理

File 32

αヘリックスとβシートとは？

αヘリックス

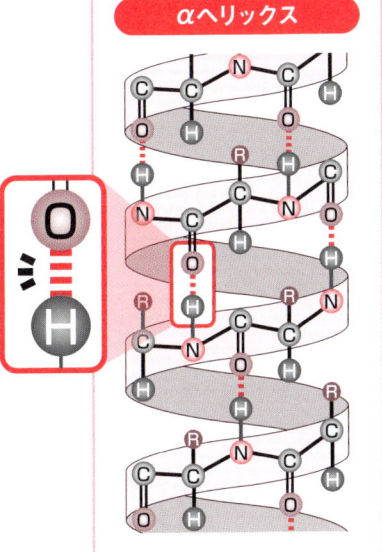

○右巻きのらせん構造になっている
○水素結合が同一の鎖の中で起こっている

αヘリックスを形成しやすいアミノ酸

アラニン, システイン, ロイシン, メチオニン, グルタミン, グルタミン酸, ヒスチジン, リジン

βシート

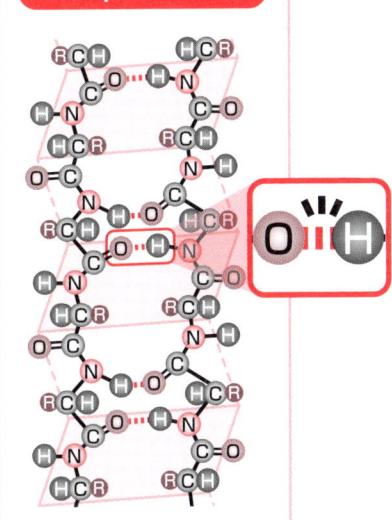

○板状の構造になっている
○水素結合が互いに並んだ2本の鎖の間で起こっている

βシートを形成しやすいアミノ酸

バリン, イソロイシン, フェニルアラニン, チロシン, トリプトファン, スレオニン

アミノ酸同士のペプチド結合において

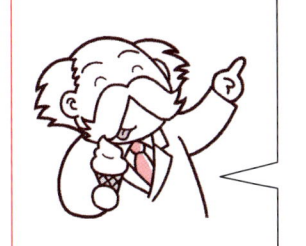

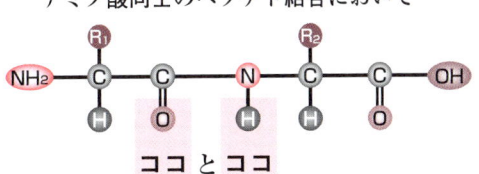

ココと**ココ**が電気的に引かれ合ってねじ曲がり2種類の立体構造ができるのじゃ

Chapter 2-11 タンパク質はどんな格好をしているのか

タンパク質の構造の変化は4段階

　タンパク質の構造には一次から四次まで，4つのレベルがある。
　一次構造は，ポリペプチド鎖のアミノ酸がどんな順番に並んでいるかを示す。要するに，一次構造はアミノ酸配列のことで，**シークエンス**ともいう。
　二次構造はポリペプチド鎖がらせん構造のαヘリックスや平板状のβシートなどの部分構造をとることをいう。
　三次構造はαヘリックスや平板状のβシートがいくつも集まり，それが折れ曲がってできた立体構造のことだ。こうして球状や繊維状のタンパク質ができる。酵素，抗体，ホルモンなどの多くのタンパク質は三次構造までである。
　だが，ヘモグロビンに代表される巨大タンパク質になると，いくつかの三次構造が特定の形式で集まって**四次構造**をつくる。たとえば，酸素を貯蔵する**ミオグロビン**というタンパク質は三次構造をとっている。ミオグロビンとよく似たタンパク質が4個集まってヘモグロビンができる。このヘモグロビンが細胞への酸素の運搬を担っている。
　では，二次，三次，四次構造をつくる原動力は何かというと，**水素結合**，**ジスルフィド結合**，**疎水結合**などの弱い結合である。
　ジスルフィド結合（－S－S－）は，アミノ酸であるシステインのもつスルフヒドリル（－SH）が，別の鎖にある**システイン**の**スルフヒドリル**との間で結合することをいう。疎水結合は，**バリン**，**イソロイシン**，**フェニルアラニン**などの疎水性の側鎖が引力によって互いに引き合うことをいう。水素結合，ジスルフィド結合，疎水結合は，1つひとつをみればどれも弱い結合である。だから，強酸性，強アルカリ性のもとにさらしたり，加熱すれば，これらの弱い結合がたやすく切断され，タンパク質の立体構造が維持できなくなる。タンパク質が本来の立体構造を失えば，その機能もなくなる。これを**変性**という。

　　ゆで卵は熱によるタンパク質の変性といえる。変性したものは元にもどれないんじゃ。

File 33 タンパク質の立体構造

タンパク質の構造変化は一次から四次まで

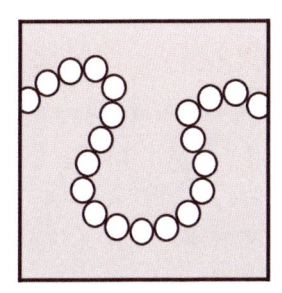

一次構造

DNAの指示に従ってアミノ酸が配列される

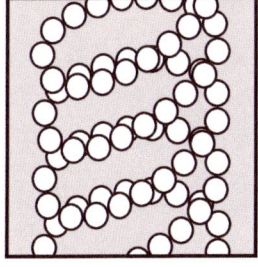

二次構造

p.70で登場したαヘリックスとβシートじゃ

三次構造

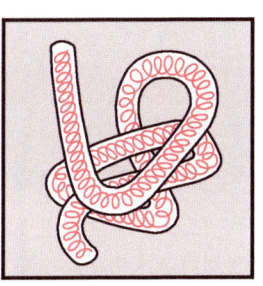

二次構造がもっと複雑に立体構造へと変化したものじゃ

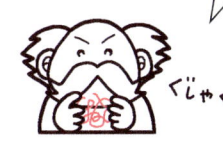

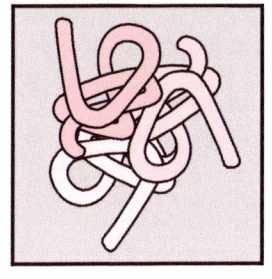

ぐじゃぐじゃ

四次構造

三次構造が何個も集まったものじゃ

Chapter 2-12 糖質はヒトのエネルギー源だ

炭素＋水＝糖質？

糖質とはどんな物質なのか？ それを知るには，名前の意味を考えるとよい。糖質はしばしば炭水化物と呼ばれている。炭水化物とは，「炭素に水がくっついた物質」という意味である。これを化学式で表すと$(CH_2O)n$となる。

この化学式では1個の**炭素原子**（C）に1個の**水分子**（H_2O）がついていることがよく表現されている。ここで，nは糖質に含まれている炭素の数を表す整数で，3から7が多い。

コーヒーや紅茶に砂糖を入れるとすぐに溶けて跡形もなくなる。砂糖が水に溶けやすいのは，砂糖そのものが水とよく似ているからである。「**似たものは似たものを溶かす**」は化学の基本原理の1つである。水とエタノールはどちらも水酸基（－OH）があるから，互いに似たもの同士。これだから，水とエタノールがいかようにも混ざり，シングル，ダブル，オンザロックなどアルコール濃度を自在に変えたおいしい水割りができるのである。

五角形の「ペントース」と六角形の「ヘキソース」

これまでに見つかっている多くの糖質を分子のかたちで分類すると，五角形と六角形の2種類に大別できる。**五角形の糖**を**ペントース**，**六角形の糖**を**ヘキソース**と呼んでいる。これらの糖質は人体で重要な役割を果たしている。

五角形のペントースは**デオキシリボース**としてDNAの部品になったり，**リボース**としてRNAの部品になっている。一方，六角形のヘキソースは，人体のエネルギー源である**ブドウ糖**，最強の甘さを誇る**フルクトース**（果糖），**ガラクトース**などが知られている。

生体ではフルクトースやガラクトースは独立していることよりも，タンパク質や脂質に結合していることが多い。対照的に，ブドウ糖は血液や細胞の中に単体として存在し，細胞のエネルギー源となっている。

File 34 糖質の構造

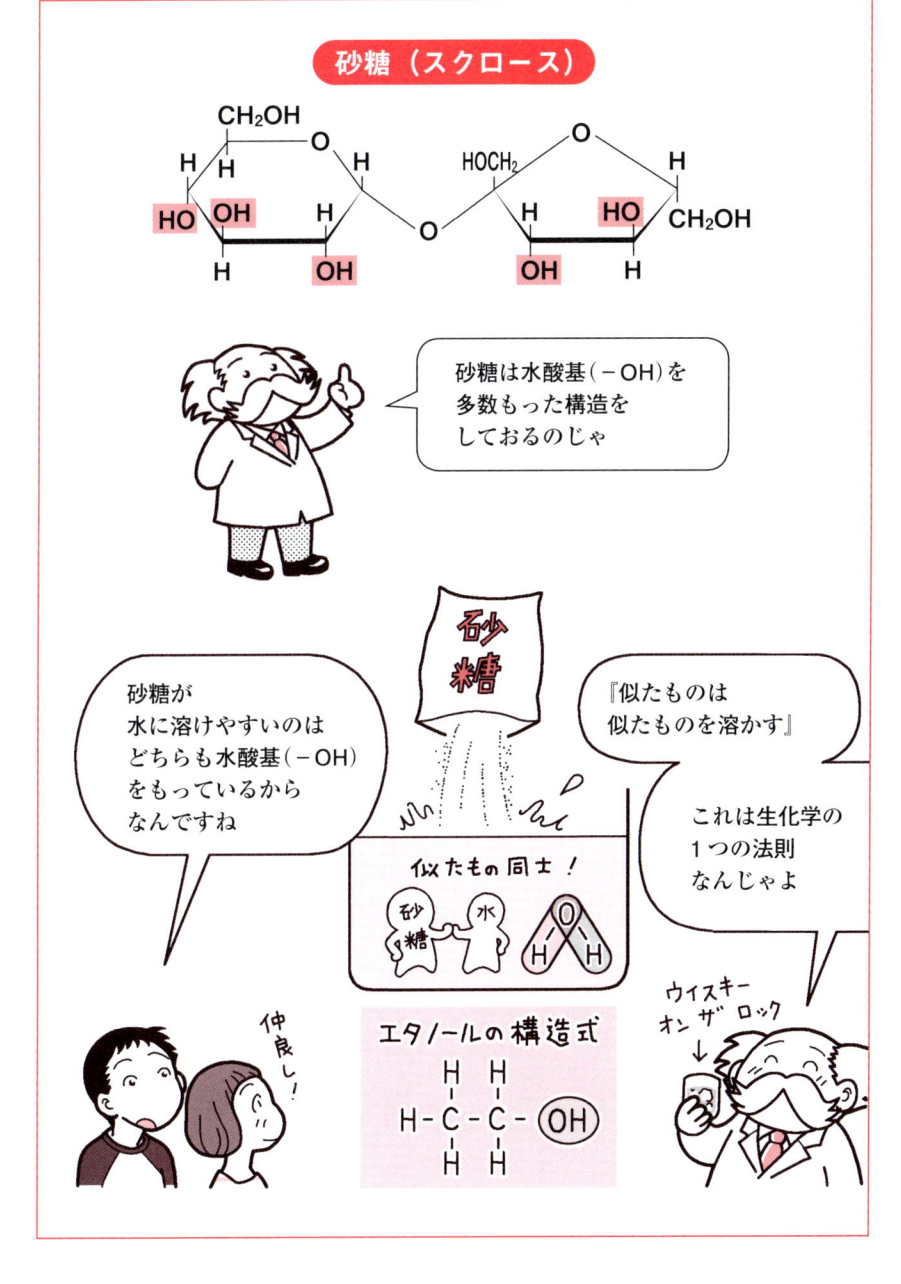

糖質とは炭素に水がくっついたもの

砂糖（スクロース）

砂糖は水酸基（-OH）を多数もった構造をしておるのじゃ

砂糖が水に溶けやすいのはどちらも水酸基（-OH）をもっているからなんですね

『似たものは似たものを溶かす』

これは生化学の1つの法則なんじゃよ

似たもの同士！

仲良し！

エタノールの構造式

ウイスキー オン ザ ロック

糖質の最小単位「単糖類」

ブドウ糖の重要な働き

単糖類とは，糖の単位（五角形あるいは六角形）が1個だけのものをいう。天然には約200種類もの単糖類が見つかっているが，最も頻繁にお目にかかるのが**ブドウ糖**，**フルクトース**，**ガラクトース**である。

最も重要な糖はブドウ糖で，グルコース，**デキストロース**，または血液中に含まれる糖であるから**血糖**とも呼ばれる。

ブドウ糖が重要な理由は次の3つの働きがあるからだ。

(1) ブドウ糖は細胞のエネルギー源である。
(2) グリコーゲンに姿を変えて筋肉や肝臓に貯蔵されているが，血液中のブドウ糖が不足すればただちにブドウ糖に変身して細胞の役に立つ。
(3) グリコーゲンが余ったときには脂質に姿を変えて貯蔵される。そして必要に応じてグリコーゲンからブドウ糖に変換され，エネルギー源として利用される。

フルクトースは植物がつくる糖の主役で，果糖とも呼ばれ，あらゆる糖の中で最も甘みが強く，うまい糖である。日常生活でもフルクトースを目にしている。甘くておいしい干し柿を食べるときに，干し柿の表面についている「白い粉」がフルクトースである。もちろん，フルクトースは干し柿の表面だけにあるのではなく，果物やハチミツなどにも大量に含まれている。

また，ガラクトースは，授乳している動物の乳腺でつくられる糖で，母乳や牛乳に大量に含まれている。

人体はブドウ糖をエネルギー源として生きているため，フルクトースとガラクトースはそのままでは利用できない。そこで，フルクトースとガラクトースを肝臓でブドウ糖に変換している。しかし，ブドウ糖が血液中に十分にある場合には，それ以上のブドウ糖は必要ないから，余分なブドウ糖をグリコーゲンに変えて筋肉や肝臓に保存している。

File 35

体内の即戦力"ブドウ糖"

即座にエネルギーに変換できる最も重要な糖質

主な単糖類

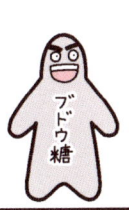

ブドウ糖
- エネルギー源になる
- 血糖になる
- パンやごはんに多く含まれている

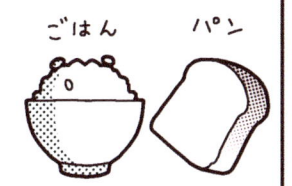

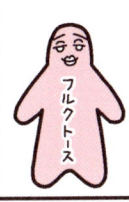

ごはん　パン

フルクトース
- 植物がつくる糖の主役
- 糖質の中で最も甘い
- 果物やハチミツに豊富に含まれている

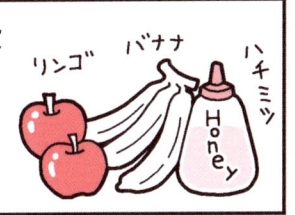

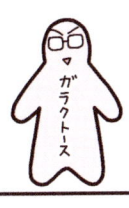

リンゴ　バナナ　ハチミツ

ガラクトース
- 動物の乳腺でつくられる糖
- 母乳や牛乳に含まれている

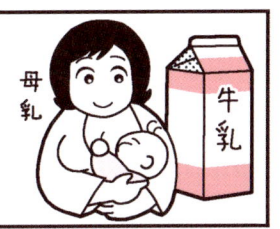

母乳　牛乳

グリコーゲン

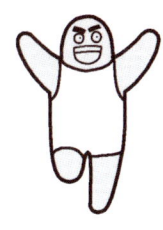

エネルギー不足に備えてグリコーゲンや脂肪に姿を変えて出番を待つこともするブドウ糖は最重要じゃ

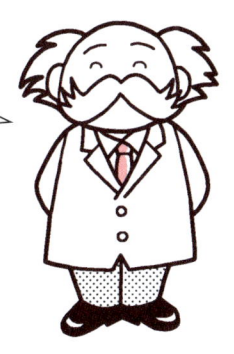

77

Chapter 2-14 二糖類，三糖類，オリゴ糖

単糖がグリコシド結合でつながる

　二糖類は2個の糖が手をつないだもので，その代表は**スクロース**（ショ糖），**マルトース**（麦芽糖），**ラクトース**（乳糖）である。スクロースはブドウ糖とフルクトースのそれぞれの水酸基（−OH）から水がはずれて，両者が結びつく。この結び付きのことを**グリコシド結合**という。

　スクロースは日常生活で使用する砂糖のことで，果物，種，根，ハチミツなどにも大量に含まれている。食事から摂り込まれ，小腸にやってきたスクロースは，スクラーゼという酵素によってブドウ糖とフルクトースに切断される。

　マルトースは2個のブドウ糖からできた二糖類で，デンプンやグリコーゲンの成分になっている。マルトースは小腸でマルターゼによって2個のブドウ糖に切断される。

　ラクトースは母乳に7％，牛乳に5％も含まれる。ラクトースは，小腸でラクターゼによってブドウ糖とガラクトースに分解される。

　どの二糖類も人体の腸管からは吸収されない。そこで二糖類は小腸まで行き，そこに存在する酵素で単糖類にまで分解してもらう。こうして糖質は単糖類になって腸管から吸収されてはじめて細胞に利用される。

　糖が3個つながれば三糖類。糖が4個で四糖類，5個で五糖類，6個で六糖類となる。

　また，三糖類から十糖類くらいまでを**オリゴ糖**と呼んでいる。オリゴはギリシア語で「少数の」という意味である。オリゴ糖は食物繊維と同じようにヒトの消化酵素で分解されないので，腸に達し，そこで善玉であるビフィズス菌の栄養になる。

> 糖質同士の結合のことを「グリコシド結合」というが，マルトースやデンプン，グリコーゲンなどブドウ糖同士がくっつく結合のことは「グルコシド結合」ともいうんじゃ。

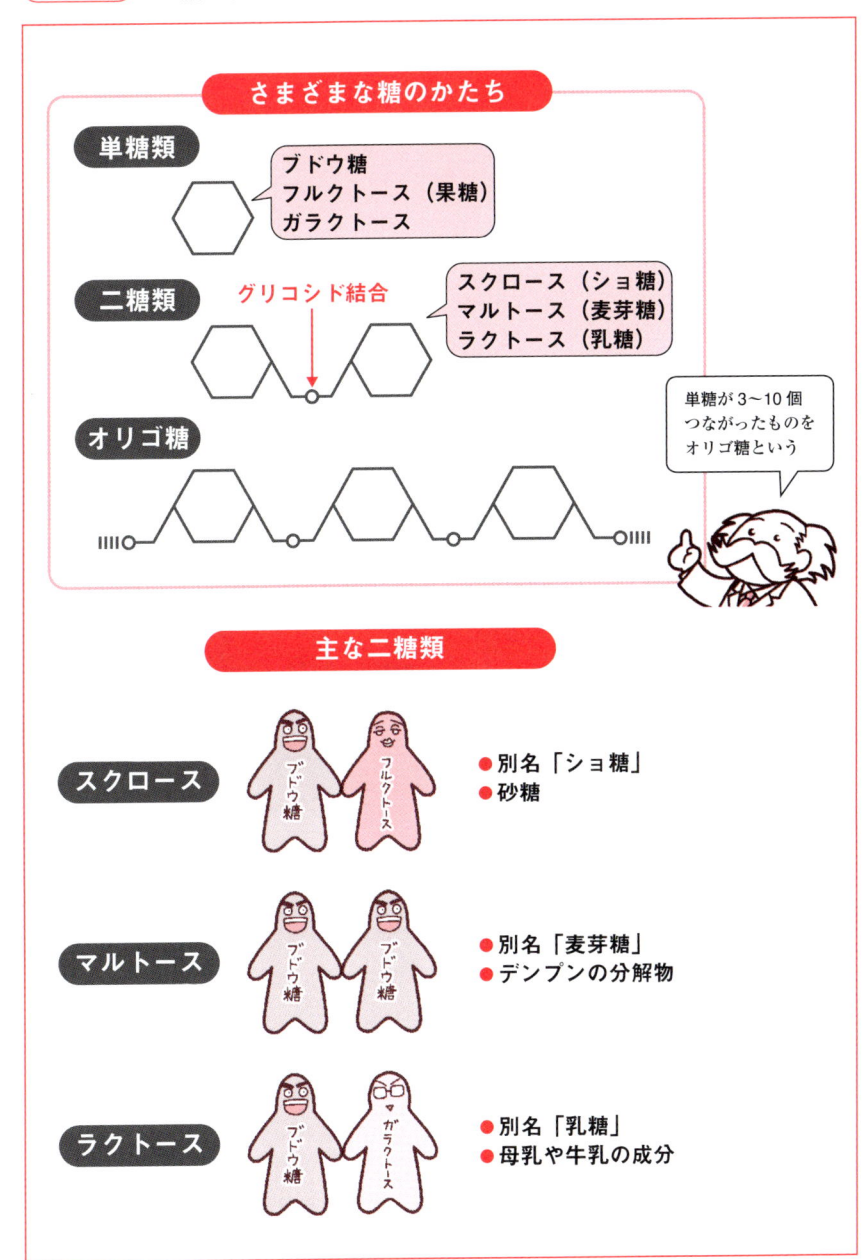

File 36 さまざまな糖のかたち

二糖類，三糖類，オリゴ糖とは

さまざまな糖のかたち

単糖類
- ブドウ糖
- フルクトース（果糖）
- ガラクトース

二糖類 — グリコシド結合
- スクロース（ショ糖）
- マルトース（麦芽糖）
- ラクトース（乳糖）

オリゴ糖

単糖が3〜10個つながったものをオリゴ糖という

主な二糖類

スクロース（ブドウ糖＋フルクトース）
- 別名「ショ糖」
- 砂糖

マルトース（ブドウ糖＋ブドウ糖）
- 別名「麦芽糖」
- デンプンの分解物

ラクトース（ブドウ糖＋ガラクトース）
- 別名「乳糖」
- 母乳や牛乳の成分

Chapter 2-15 糖がたくさんつながった多糖類

セルロースを栄養素として利用できない理由

多糖類の中で代表的なものは**デンプン**，**セルロース**，**グリコーゲン**で，どれもブドウ糖がたくさんつながったものだ。デンプンとセルロースは植物が光合成によってつくる多糖類の代表で，100個から1,000個のブドウ糖が数珠つなぎになった分子である。グリコーゲンは，ヒト肝臓で生産され，約2万個のブドウ糖がつながったもの。体重70kgの成人男子では，肝臓に70g，筋肉に120g貯蔵されている。

デンプンとグリコーゲンはヒトの栄養素として利用されるが，セルロースは体内では分解されないので利用されない。デンプンとセルロースはどちらもブドウ糖のポリマーだが，セルロースが酵素で分解されないのは，両者のブドウ糖の結合のしかたが違うからである。

すなわち，デンプンではブドウ糖とブドウ糖のつなぎめが**α-1,4グリコシド結合**（α結合は下がっているという意味）になっているが，セルロースでは**β-1,4グリコシド結合**（β結合は上がっているという意味）になっている。

ヒトのアミラーゼは，**α-1,4グリコシド結合**や**α-1,6グリコシド結合**をうまく切断できるが，β-1,4グリコシド結合を切断できない。これが，ヒトがセルロースを栄養素にできない理由である。セルロースをうまく切断できるハサミは**セルラーゼ**という酵素だが，ヒトを含むほとんどの生きものはこれをもっていない。

もしセルラーゼが自然界にふんだんにあれば，植物の細胞壁が分解されてしまう。これでは植物は生存できない。進化の過程で，植物は生き延びるために，自然界にわずかしか存在しない酵素によってしか分解されないセルロースというポリマーを細胞壁の建築材料に選んだのである。

> ヒトがセルロースを体内で分解できないのはセルラーゼという酵素をもっていないからなんじゃ。ただ，シカやウシなどの草食動物は消化管内にセルラーゼをつくる細菌をもっている。だから葉っぱに含まれるセルロースを消化し，栄養源として活用できるんじゃ。

File 37 デンプン,グリコーゲン,セルロースの違い

グリコシド結合のしかたによって性質が大きく変わる

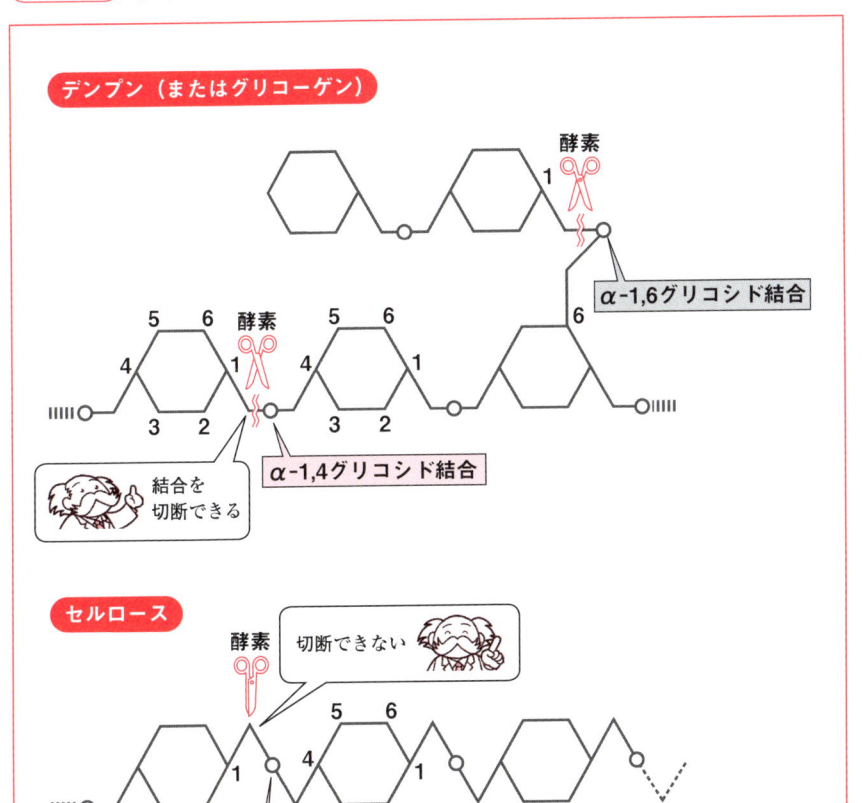

デンプン（またはグリコーゲン）

酵素
α-1,6グリコシド結合

酵素
結合を切断できる
α-1,4グリコシド結合

セルロース

酵素 切断できない
β-1,4グリコシド結合

たくさんのグルコースが α-1,4グリコシド結合でつながってできたデンプンとグリコーゲン 一方，セルロースはグルコースが β-1,4グリコシド結合でつながってできている

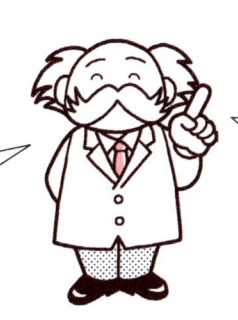

また，デンプンとグリコーゲンにはところどころに枝分かれした α-1,6グリコシド結合がある

Chapter 2-16 ブドウ糖のつながり方で米の粘り具合が決まる

もち米の粘りはアミロペクチンによる

　米の成分はデンプンである。生米（なまごめ）は硬いため食べるには不適当だから，炊いて食べている。デンプンには α 型と β 型がある。

　生米の β 型デンプンは分子があまりに密に詰まっているため，酵素がうまく働かず消化しにくい。だが生米の β 型デンプンに水を加えて加熱すると，密に詰まっていた分子がほどけて膨張し，粘り気の強いノリ状になる。この状態を**糊化**（こか）という。糊化したものを **α 型デンプン**，糊化する前のものを **β 型デンプン**という。

　α 型デンプンには酵素がよく働くため，消化しやすい。しかし，α 型デンプンに水が残っているまま温度が下がると元の硬い β 型デンプンにもどる。つきたての餅は柔らかいが，しばらくすると乾いて硬くなるのはこのためだ。

　硬くなった餅を焼くとまた柔らかくなるのは，β 型デンプンが餅に含まれる水とともに加熱されることで，α 型デンプンに変わるためである。

　ふつうの米はうるち米といい，**アミロース**が80％，**アミロペクチン**が20％含まれている。アミロースは，ブドウ糖が α-1,4 グリコシド結合でつながった直線状のポリマーである。

　アミロペクチンは，α-1,4 グリコシド結合だけでなく，α-1,6 グリコシド結合でできた枝分かれの多いポリマーである。米の粘りはアミロペクチンが出している。もち米に粘りがあるのは，ほとんど100％アミロペクチンでできているためである。

　うるち米になるかもち米になるかは，ブドウ糖のつながり方で決まるのである。

> アミロースとアミロペクチンの配合比率によってデンプンの粘りと硬さが決まるんじゃ。米以外のデンプンでは，じゃがいもはアミロペクチンが77％，さつまいもは82％となっておる。

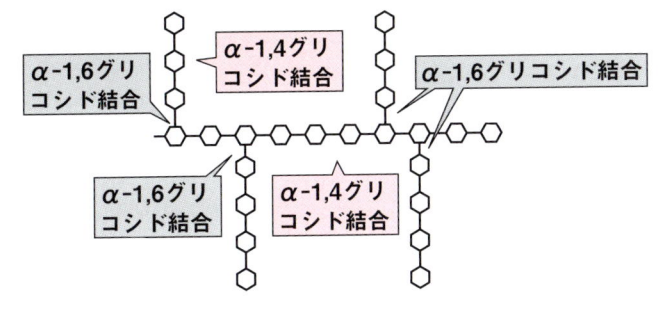

File 38 ごはんの粘り気の正体はアミロペクチン

もち米は100%アミロペクチンでできている

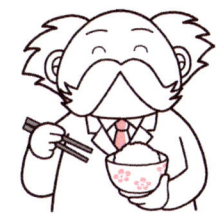

グリコーゲン，アミロース，アミロペクチンのかたち

グリコーゲン
- α-1,4グリコシド結合
- α-1,6グリコシド結合
- α-1,6グリコシド結合
- α-1,4グリコシド結合

アミロース
- α-1,4グリコシド結合

アミロペクチン
- α-1,4グリコシド結合
- α-1,6グリコシド結合
- α-1,6グリコシド結合
- α-1,6グリコシド結合
- α-1,4グリコシド結合

ごはんの粘り気の正体は
アミロペクチン
もち米は100%
アミロペクチンで
できておるのじゃ

Chapter 2-17 脂質とは何か？

トリグリセリドとコレステロール

　脂質は健康に悪いと嫌われているが，細胞の燃料や細胞膜の構成成分になっているから，ヒトは脂質なしに生きられない。

　本書では脂質を，「**親水性の部分，これとまったく反対の性質の親油性（疎水性）の部分を1つの分子の中に兼ね備えた分子**」と定義して話を進める。水になじみやすい部分と油になじみやすい部分が脂質という1つの分子内に同居しているのである。

　脂質の代表的なものが**グリセリド**と**コレステロール**である。グリセリドとはグリセリンに1～3個の脂肪酸が**エステル**と呼ばれる結合によってくっついたもので，**中性脂肪**ともいう。グリセリンに3個の脂肪酸がくっついたものが**トリグリセリド**である。脂肪酸の**アルキル基（R）**の種類によってさまざまな種類のトリグリセリドができる。

　Rは10数個の炭素を含む**炭化水素**であり，車の燃料のガソリンとよく似た化学構造だ。このため，単位重量あたりのトリグリセリドの燃焼は，タンパク質や糖質の燃焼よりも大量のカロリーを放出する。トリグリセリドはエネルギー貯蔵物質でもある。

　人体にある脂質の約95％はトリグリセリドである。トリグリセリドは1個のグリセリンと3個の脂肪酸からできている。すなわち，脂肪酸の**カルボキシル基（－COOH）**とグリセリンの**水酸基（－OH）**が反応して，水分子が取り除かれて**エステル結合（－COOC）**ができたものだ。人体ではリパーゼという酵素がこの化学反応を実行している。

　右頁［**File39**］の（b）コレステロールの構造式を見てみよう。六角形のA，B，C環が3個，五角形のD環が1個，D環の上にギザギザで表現した側鎖が伸びている。コレステロールではA～Dの環が六角形と五角形の辺と辺でがっちりとスクラムを組んでいるため，分子は身動きがとれない状態にある。コレステロールはとても堅苦しい分子なのだ。

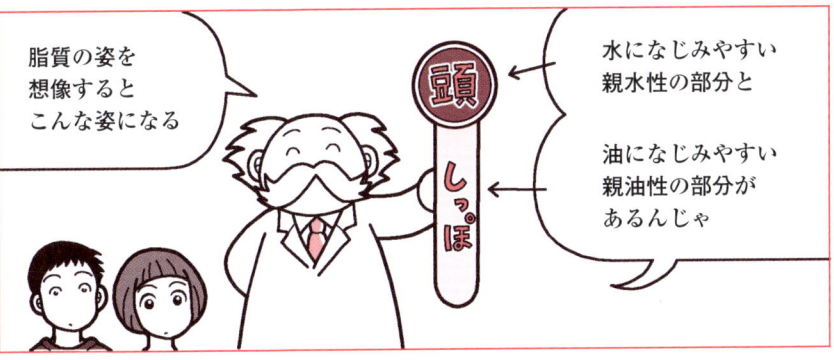

File 39 脂質のかたち
親水性と親油性

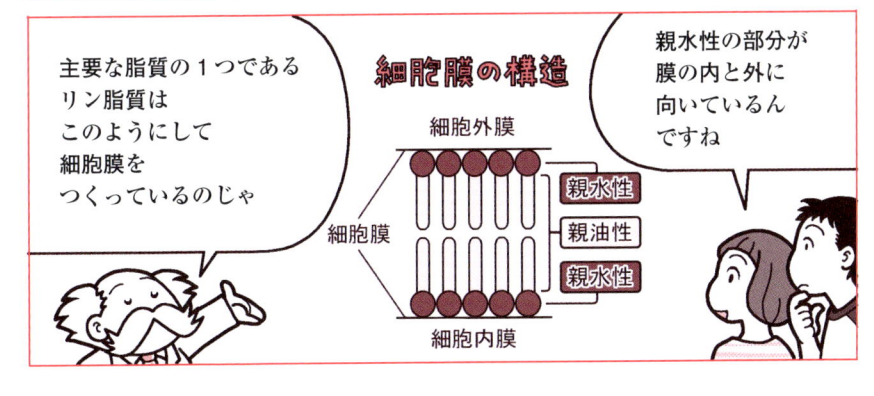

脂質の姿を想像するとこんな姿になる

頭 / しっぽ

水になじみやすい親水性の部分と

油になじみやすい親油性の部分があるんじゃ

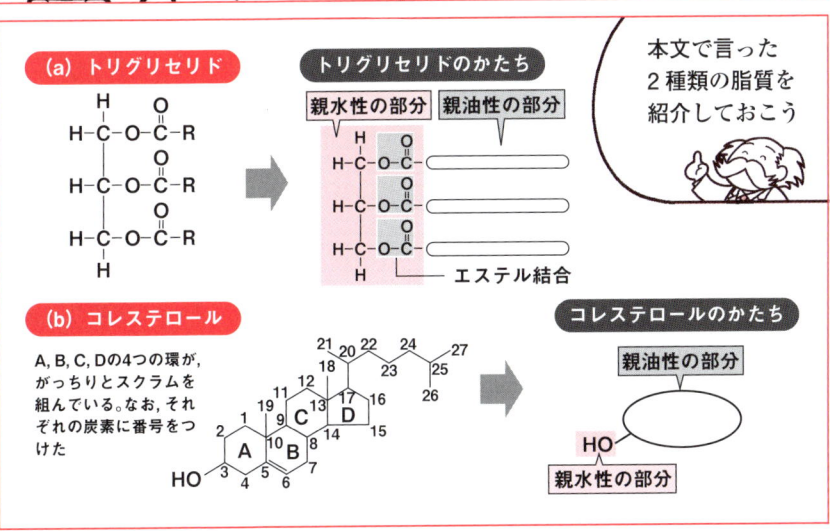

本文で言った2種類の脂質を紹介しておこう

(a) トリグリセリド

トリグリセリドのかたち

親水性の部分 / 親油性の部分

エステル結合

(b) コレステロール

A, B, C, Dの4つの環が, がっちりとスクラムを組んでいる。なお, それぞれの炭素に番号をつけた

コレステロールのかたち

親油性の部分 / 親水性の部分

主要な脂質の1つであるリン脂質はこのようにして細胞膜をつくっているのじゃ

細胞膜の構造

細胞外膜 / 細胞膜 / 細胞内膜

親水性 / 親油性 / 親水性

親水性の部分が膜の内と外に向いているんですね

Chapter 2-18 融けやすい脂肪酸と融けにくい脂肪酸

炭素の数が増えると固くなる

　一口に脂質といっても，ウシやブタの脂質はトリの脂質とは舌ざわりや味が異なる。この違いは脂質の性質が異なるからである。脂質の性質はそれを構成する脂肪酸の性質によって決まる。そして脂肪酸の性質は，含まれる炭素の数と二重結合の数と位置で決まる。

　脂肪酸の性質を決める第1の要因は，炭素の数である。炭素鎖が伸びるにしたがって，脂肪酸が固くなる。**固体が液体になるときの温度**を融点というが，融点は**炭素鎖**が伸びるほど高くなる。

　たとえば，10個の炭素（C10）からなる**カプリン酸**の融点は32℃，18個の炭素からなる（C18）**ステアリン酸**の融点は70℃である。このため炭素鎖の長い脂肪酸は室温では固体なのだ。

　このため，脂肪酸を炭素鎖の長さによって3つに分けると便利だ。短いもの（**短鎖**），中くらいもの（**中鎖**），長いもの（**長鎖**）。炭素数が4〜8個の短鎖の脂肪酸は室温では液体で，ミルク，ヨーグルト，バター，チーズなどのミルク製品にたくさん含まれている。

　炭素の数が9〜12個の中鎖の脂肪酸は室温で固体で，ココナッツ油やヤシ油に多く含まれている。炭素数が13個以上が長鎖の脂肪酸で，もちろん室温では固体で，動物の脂質に大量に存在する。私たちが食事から摂取する中で最も多いのは，動物に由来する炭素数16〜18個の脂肪酸である。

　脂身の肉をたくさん食べると，肉に含まれる脂質が私たちの血管で固体となり塞ぐのは当然のことなのである。

　うーん，「脂」と「油」の違いって何だろう？

　日本語では常温で固体なら「脂」，液体なら「油」と使い分けておるな。

File 40 脂質の性質と炭素数の関係

脂肪酸は炭素の数が増えると固くなる

脂肪酸

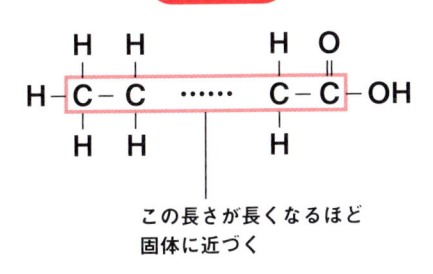

H-C-C……C-C-OH

この長さが長くなるほど固体に近づく

脂質の性質は脂肪酸によって決まる 炭素の数が増えるほど固体へと近づいていくぞ

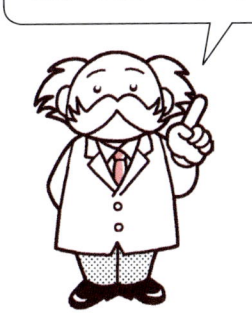

	炭素数	室温での状態	含まれる食品
短鎖脂肪酸	4〜8個	液体	乳製品
中鎖脂肪酸	9〜12個	固体	ココナッツ油 ヤシ油
長鎖脂肪酸	13個以上	固体	動物性脂肪

知っておこう リポタンパク質

脂質は油なので血液に溶けず，そのままのかたちでは全身に運搬できない。そこで小腸でつくられるのがカイロミクロンというリポタンパク質。中性脂肪，コレステロールなどの脂質がぎっしりと詰まっているものの，表面がタンパク質とリン脂質の水溶性部分で覆われているため，血液に乗って脂質を全身に運ぶことができる。なお，脂質を運ぶリポタンパク質には，肝臓でつくられるLDLやHDLなど，カイロミクロン以外にもいくつか種類がある。

Chapter 2-19 飽和脂肪酸と不飽和脂肪酸

二重結合が増えると脂肪酸は柔らかくなる

　脂肪酸の性質を決める第2の要因は，脂肪酸に含まれる**二重結合**の数である。これを理解するために，2種類の脂肪酸を見てみよう [**File41**]。これまでにみてきた脂肪酸では炭素と炭素が1つの結合で結ばれていた。これを**飽和脂肪酸**という。「飽和」は，水素をもうこれ以上受け入れることができないという意味である。

　一方，炭素と炭素の間に二重結合があるものを**不飽和脂肪酸**という。「不飽和」とは水素を受け入れることがまだできるという意味である。1本の二重結合につき，2個の水素を受け入れることができる。

　炭素数が同じ脂肪酸の融点は，二重結合が増えるにしたがって，どんどん下がる。二重結合が1個もない**ステアリン酸**の融点は70℃，二重結合が1個入った**オレイン酸**は13℃である。二重結合が1個入ったせいで融点が57℃も低下した。

　二重結合が2個入った**リノール酸**の融点はマイナス5℃になり，ついに水が凍るときの温度を5℃も下回った。二重結合の数が増えるほど，脂肪酸の融点が下がることがわかる。

　なぜ，二重結合の数が増えるほど脂肪酸の融点が下がるのか？　ステアリン酸とオレイン酸の分子を例に理由を考えてみたい。

　ステアリン酸はまっすぐに伸びているから，多数の分子が非常に密に集まることができる。分子と分子がしっかり密着するため，融けにくいのがステアリン酸（飽和脂肪酸）である。

　だが，オレイン酸では二重結合のせいで分子がまっすぐに伸びることができず窮屈に曲がっているため，分子が密に集合できない。分子が疎の状態になっているのがオレイン酸（不飽和脂肪酸）なのである。

　　イメージはこんな感じね。

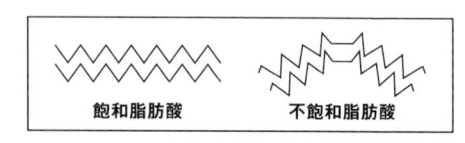

飽和脂肪酸　　不飽和脂肪酸

File 41 脂肪酸の二重結合

二重結合が増えるほど液体に近づく

飽和脂肪酸と不飽和脂肪酸

飽和脂肪酸

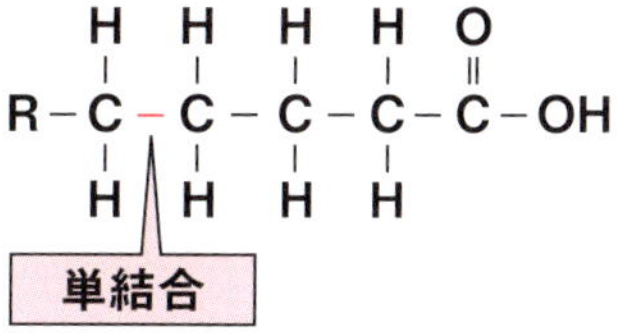

```
      H H H H H O
      | | | | | ‖
  R – C–C–C–C–C–OH
      | | | | |
      H H H H H
        ↑
       単結合
```

不飽和脂肪酸

```
      H H H H H O
      | | | | | ‖
  R – C=C–C–C–C–OH
        | | | |
      H H H H H
        ↑
      二重結合
```

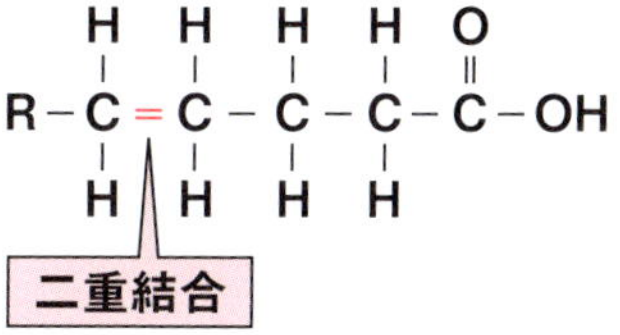

	炭素数	二重結合の数	融点	含まれる食品
ステアリン酸	18	0	70℃	ラード バター
オレイン酸	18	1	13℃	オリーブ油 ナタネ油
リノール酸	18	2	−5℃	紅花油 大豆油 ごま油

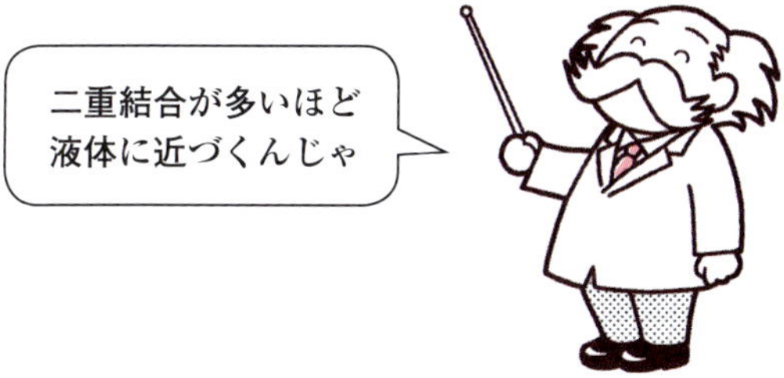

二重結合が多いほど液体に近づくんじゃ

Chapter 2-20 脂肪酸の融点の違い

脂肪酸と体温の関係

　脂肪酸の融点は私たちの健康に一見関係なさそうだが，実は密接にかかわっている。それぞれの動物が利用する脂肪酸の種類は，彼らの体温に深く関係しているからだ。

　たとえば，ウシやブタの体温は約39℃だから，この温度で液体となっている飽和脂肪酸が脂質の大部分を占めている。そして体温約37℃のヒトがウシやブタの脂質を大量に食べると，この飽和脂肪酸が液体から固体となり，血管の中に蓄積する。これだから血液がドロドロになって，流れに滞りをきたすのである。度を超した肉食が心臓病や脳卒中の原因となるのはこのためだ。

　対照的に魚は10～20℃の温度の水の中をスイスイ泳いでいるから，この温度で固まらない融点の低い**EPA（エイコサペンタエン酸）**や**DHA（ドコサヘキサエン酸）**といった不飽和脂肪酸が魚のからだに蓄積している。

　人体に入った魚油は血管に付着している飽和脂肪酸を溶かして洗い流す結果，血管を掃除するのである。魚油が健康によいのはこのためだ。

　1985年に「ニューイングランド医学雑誌」に，オランダのザトフェン町に住む852人の魚の摂取量と心臓病の発生率を20年間にわたって追跡調査した結果が発表された。それによると，1日に魚を30g（1週間に2度の魚料理を食べることに相当）以上食べた人は，魚を食べない人にくらべて心臓病による死亡が50％以上も減少した。

　魚油の成分であるEPAやDHAが血管を掃除するのは確かだが，それに加えて，血液を凝固させる**トロンボキサン**の生産を抑える効果もあることが明らかになっている。魚油は脳卒中と心臓病を防ぐのである。

　参考までにEPAとDHAの特徴だけ紹介しておこう。

	炭素数	二重結合の数	融点（℃）
EPA	20	5	－54
DHA	22	6	－44

File 42 脂質の融点

魚の脂肪酸は脳卒中や心臓病を防ぐといわれる理由

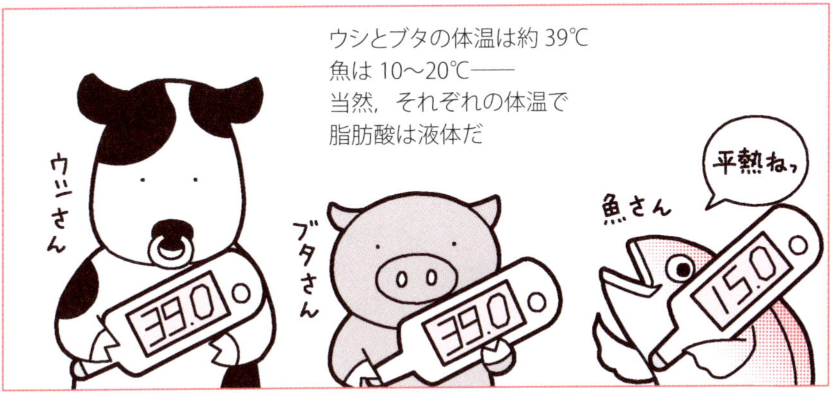

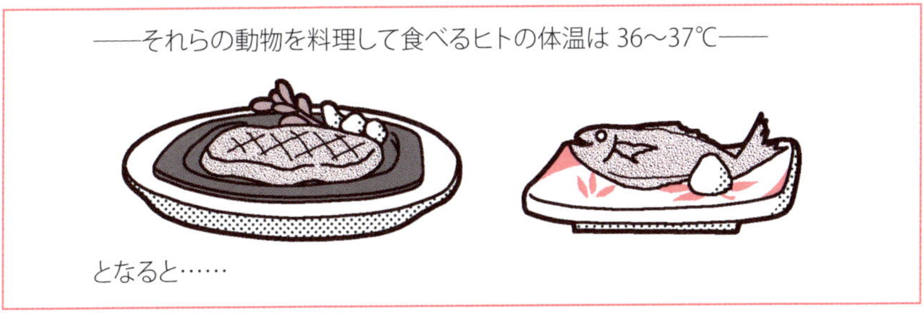

ウシとブタの体温は約39℃
魚は10〜20℃──
当然，それぞれの体温で
脂肪酸は液体だ

ウシさん 39.0
ブタさん 39.0
魚さん 15.0 「平熱ね」

──それらの動物を料理して食べるヒトの体温は36〜37℃──

となると……

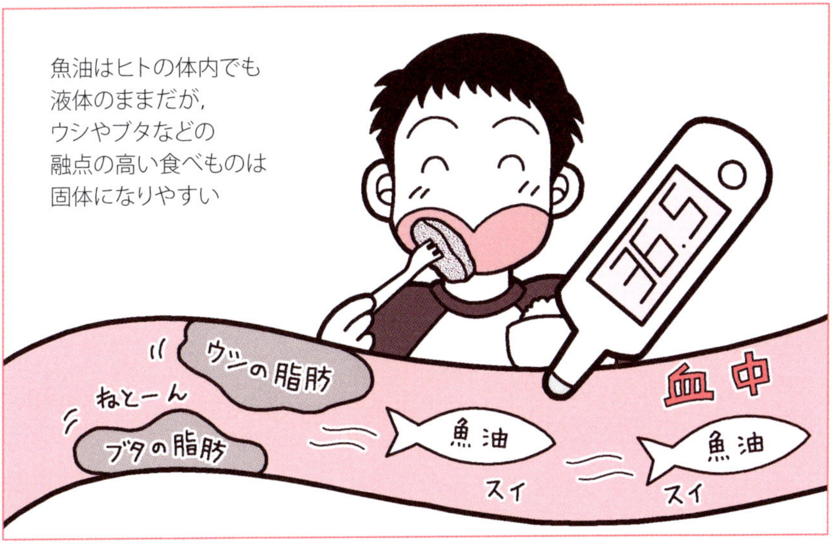

魚油はヒトの体内でも液体のままだが，ウシやブタなどの融点の高い食べものは固体になりやすい

36.5

血中
ウシの脂肪
ねとーん
ブタの脂肪
魚油 スイ
魚油 スイ

Column

β-カロチンのナゾ

　野菜は健康によいことは知られているが，鮮やかな色のついた緑黄色野菜がとりわけよい。というのは，多くの疫学研究から，緑黄色野菜をたくさん食べているグループは，あまり食べないグループにくらべ，肺がん，胃がん，前立腺がん，子宮頸がんなどにかかりにくいことが確認されているからだ。

　そうなると，緑黄色野菜のどの成分ががんの抑制に効果を発揮するのかを知りたくなる。緑黄色野菜にはβ-カロチンが多く含まれている。また，血液中のβ-カロチン濃度の高い人は，そうでない人にくらべ，肺がんリスクが低下することもわかっている。それなら，β-カロチンを摂取すれば，きっとがんを予防できるはずと誰でもが期待する。

　それを証明しようと，1990年代にフィンランドで喫煙習慣のある男性3万人を対象に5～8年間にわたる大規模な臨床試験（治験）が実行されたが，結果は期待を大きく裏切るものだった。

　1日20mgのβ-カロチンを摂取したグループは，偽薬グループにくらべ，肺がん罹患率が18％も上昇していた。肺がんを防ぐことを期待して飲んだサプリメントで，逆に肺がんが増えたのである。

　この予想外の結果をどう理解すればいいのか。β-カロチンががん予防効果を発揮するのに最適レベルがあって，サプリではこのレベルを超えてしまったのかもしれない。あるいは，食品中でβ-カロチンは他の成分と協力し合って抗がん効果を発揮するのだが，単品ではこの協力関係が築けないのかもしれない。

　いずれにしろ，錠剤1個を口に放り込んだだけで，がんを予防しようなどという夢は当分かなえられそうにないことが明らかとなった。

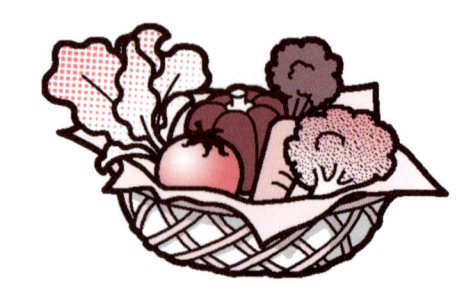

第 **3** 章

生体の触媒

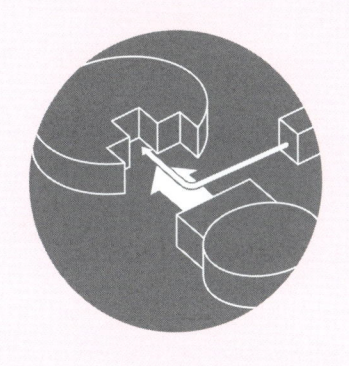

Chapter 3-1 化学反応を穏やかにする酵素の秘密

活性化エネルギーという山

　水が高いところから低いところに流れるように，高いエネルギーをもった分子（**反応物**）に化学反応が起こり，低いエネルギーをもった分子（**生成物**）ができる。この際にエネルギーが放出される。

　エネルギーを放出する**化学反応**は外部から熱を加えなくても自然に進行するように思えるが，そう簡単には起こらない。なぜかというと，分子に化学反応を引き起こすだけのエネルギーが不足しているからだ。

　たとえば，ブドウ糖の酸化はエネルギーを放出する化学反応であるが，開始のエネルギーが得られるまでは化学反応が起こらない。化学反応を開始するのに必要なエネルギーのことを**活性化エネルギー**という。活性化エネルギーは，化学反応が始まるために分子が超えねばならないハードルと思えばよい。

　山の頂上の溝に置かれた石を思い浮かべてみよう。この石は溝から押し出されると，たやすく転げ落ちていく。活性化エネルギーは，溝から石を押し出すのに必要なエネルギーである。

　化学反応が起こらなければ，温度を上げて分子にエネルギーを与え，分子の動きを盛んにすれば化学反応を開始することができる。たとえば，マッチをすれば発火する。マッチの先端に付着した三硫化四リン（P_4S_3）が摩擦によって高温になり，空気中の酸素と化学反応し，燃焼する。

　このような化学反応が細胞内で起これば，温度が上がり過ぎてタンパク質の立体構造が変わり，本来の働きができなくなる。これでは生きものは生きられない。化学反応をゆるやかに進めることが酵素の秘密なのだ。

　　そうか，酵素は活性化エネルギーを抑える働きがあるんですね。

　　そうじゃ。酵素は化学反応のエネルギー曲線の山を低くするんじゃ。

　　化学反応による急激な温度変化を抑えるってことですね。

File 43 酵素の役割

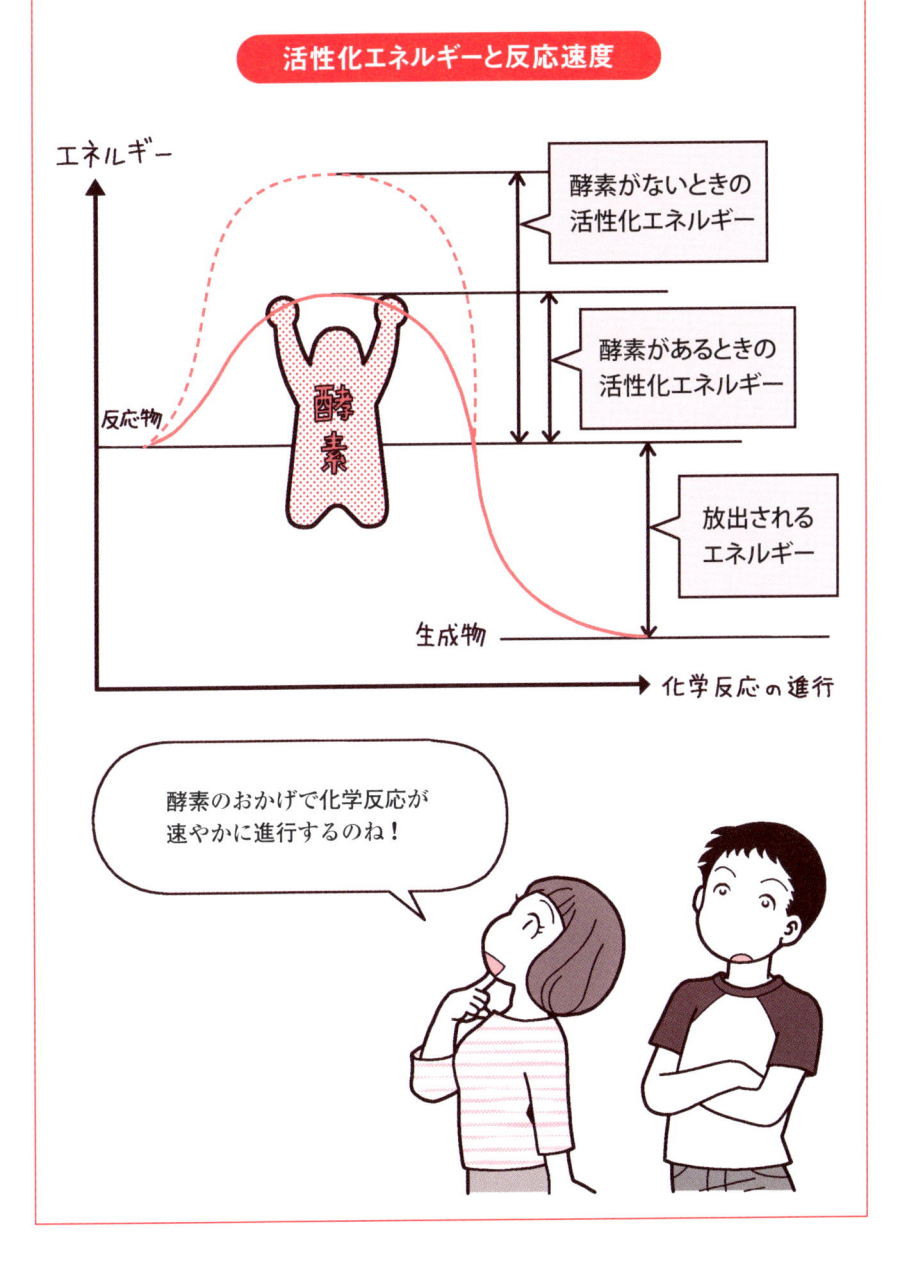

活性化エネルギーの山を低くし反応速度を高める

活性化エネルギーと反応速度

- 酵素がないときの活性化エネルギー
- 酵素があるときの活性化エネルギー
- 放出されるエネルギー
- 反応物
- 生成物
- エネルギー
- 化学反応の進行

酵素のおかげで化学反応が速やかに進行するのね！

Chapter 3-2 タンパク質以外の成分を要求する酵素

酵素と補因子の共演

　私たちが健康に生きていられるのは酵素のおかげである。酵素がすごい実力をもっていることは確かだが，1人のすごい実力者だけで化学反応が百万倍も加速されるわけではない。

　人間社会と同じく，酵素の化学反応にもチームプレーが求められる。すなわち，ある種の酵素が働くには，酵素本体であるタンパク質成分のほかに非タンパク質成分の**補因子**が要求される。

　人を感動させる映画をつくるには，主役の活躍を引き立てる渋い脇役の演技がカギとなる。同様に，主役の酵素がもてる実力をいかんなく発揮するには，脇役の補因子の助けが欠かせないのである。

　補因子を必要とするタイプの酵素において，タンパク質成分を**アポ酵素**という。アポ酵素はそれ自体では酵素として不活性だが，補因子と結合するやいなや活性化する。このように補因子と結合して元気になったものを**ホロ酵素**という。

　ホロ酵素を水中に入れて透析すると補因子が離れていき，不活性なアポ酵素に戻る。だが，これに補因子を加えると再び活性を取り戻すから，補因子はアポ酵素に弱く結合していることがわかる。

補因子には有機物と無機物がある

　さらに補因子を詳しくみていくと，有機物と無機物がある。有機物は**補酵素**，無機物は**金属イオン**である。

　補酵素はビタミンからつくられる。このためビタミンなしでヒトは生きられないのである。また，酵素が働くために金属イオンを補因子として要求する酵素も多い。

　たとえば，アルコールを代謝するアルコールデヒドロゲナーゼは亜鉛，シトクロムCオキシダーゼは鉄，グルタチオンペルオキシダーゼはセレンが必須である。

File 44 酵素の化学反応にも必要なチームプレー

主役を引き立てるためには，名脇役の補因子が必要

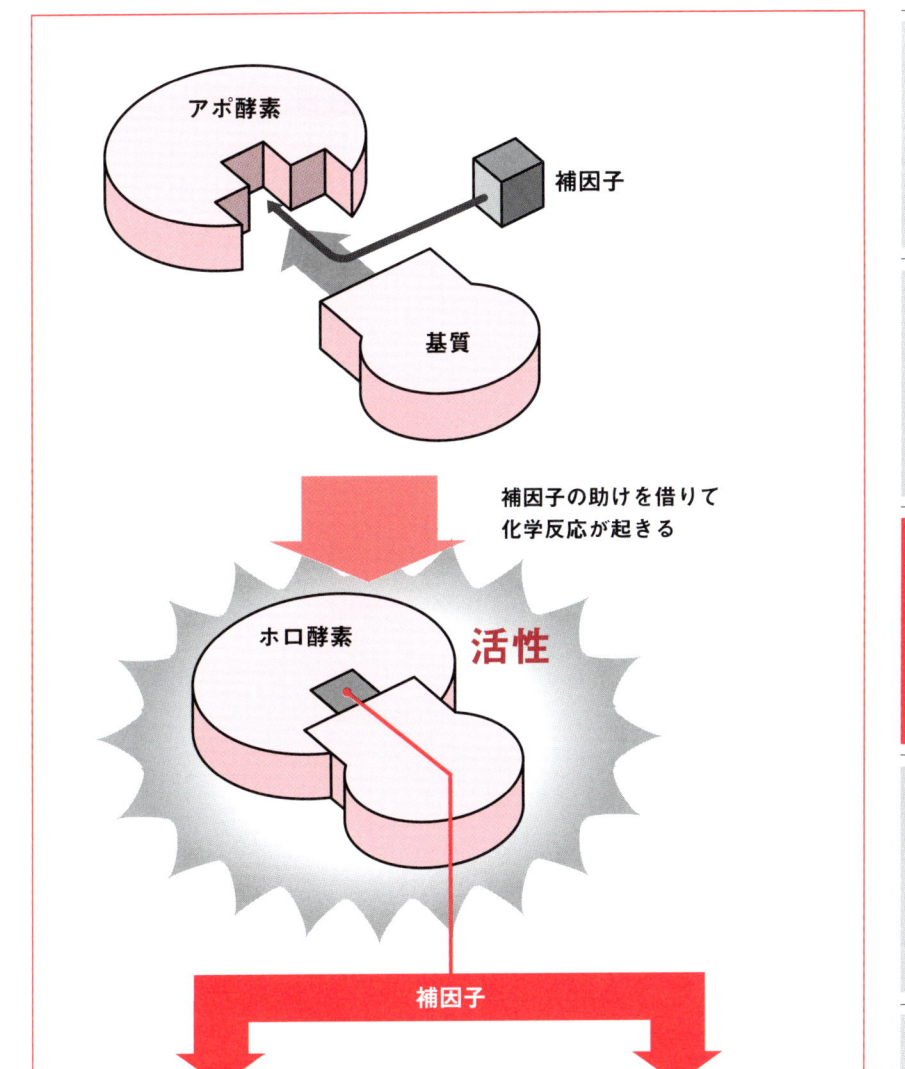

アポ酵素

補因子

基質

補因子の助けを借りて化学反応が起きる

ホロ酵素　**活性**

補因子

有機物 → ビタミン（補酵素）

無機物 → 金属イオン

Chapter 3-3 命を与える物質「ビタミン」

ヒトはビタミンをつくれない

　ビタミンとは，生命（ビタ）を与える物質という意味である。そしてビタミンは，私たちの代謝に必須であるにもかかわらず，体内では生産されない有機物のことである。だから私たちの健康を維持するには，ビタミンを食べものから摂取しなければならない。

　一方大腸菌は，培地にブドウ糖といくつかの無機物を入れておくだけで，どんどん増える。大腸菌は自らビタミンをつくるので，わざわざ外部から摂取する必要がない。だが高等動物はというと，進化の過程でビタミンをつくる能力を失ったのである。

　ビタミンが発見されたのは20世紀になってからだが，実は，それよりずっと前から，とても重要な未知物質が食べものに含まれていることが知られていた。古代ギリシアではとり目（夜盲症）の患者にレバー・エキスを目薬のように注ぎ，治療効果をあげていた。

　とり目が**ビタミンA**の欠乏によって発生すること。レバーにはビタミンAが豊富に含まれていることを知っている現代の私たちにとって，欠乏していたビタミンAをレバー・エキスで補えば，とり目が治るのは少しも不思議ではない。だが，このしくみを知らなかった当時の人々にとって，レバー・エキスでとり目が治ることは奇蹟に違いなかった。

　また，**ビタミンC**の含まれていない食べものを3週間も食べつづけると，壊血病が発生する。壊血病になると，筋肉のケイレン，関節の痛み，食欲の減退，めまい，下痢，局部的な出血，皮膚の障害などの症状が現れる。皮膚が弱まり，傷ができやすくなる。傷口からは病原体が侵入し，感染症にかかりやすくなる。そして最終的に患者は死亡する。

　新鮮な果物や野菜を長期間にわたって食べることのできなかった昔の兵士や航海士たちは，壊血病に苦しんだり，命を失うことも多かった。

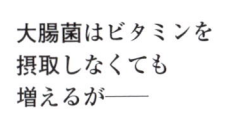

File 45 先人が悩んだビタミン不足による病気

体内でビタミンをつくれないのは高等生物の証？

大腸菌はビタミンを摂取しなくても増えるが——

Vitamin

自分でビタミンつくれるもん

ヒトはビタミンがなくては生きていけない

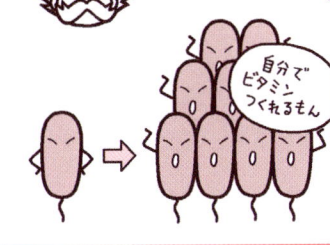

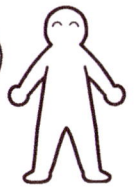

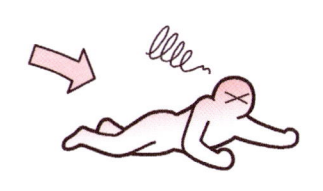

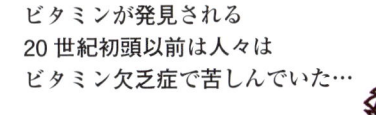

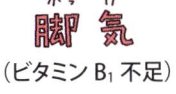

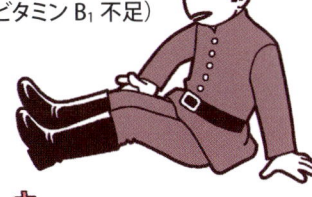

ビタミンが発見される20世紀初頭以前は人々はビタミン欠乏症で苦しんでいた…

脚気（かっけ）（ビタミン B_1 不足）

壊血病（ビタミン C 不足）

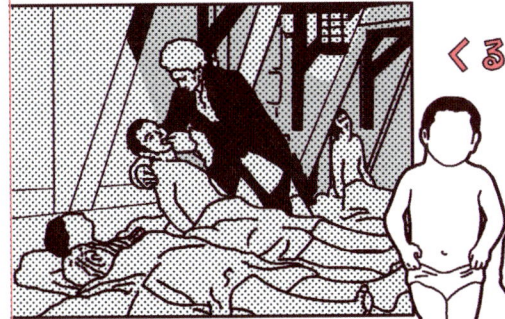

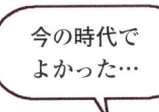

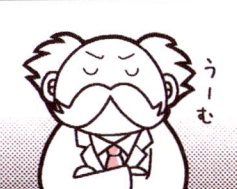

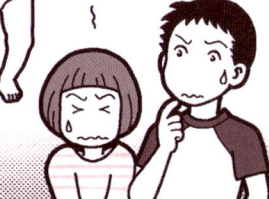

くる病（ビタミン D 不足）

今の時代でよかった…

ひえ〜

うーむ

Chapter 3-4 ビタミン発見の歴史

ビタミン研究の始まり

三大栄養素以外の物質が動物の成長に欠かせないことがわかったのは，1906年，オランダの医師**クリスチャン・アイクマン**が食べものの中に神経症を治療する因子があることを提唱してからのことだ。

これが引き金となってビタミン研究が始まった。先陣を切ったのは脚気の原因の追求である。脚気は末梢神経を冒して足を痺れさせ，知覚をマヒさせ，水ぶくれを起こし，急激に体重を落とし，やがて死にいたる病気である。

そして1911年ポーランド出身の生化学者**カシミア・フンク**は，脚気に効く物質を抗脚気ビタミン（後に**ビタミンB_1**と命名）と呼んだ。

1926年になってビタミンB_1と**C**がはじめて純粋なビタミンとして取り出された。以後，1937年に**ビタミンA**と続き，1948年に**ビタミンB_{12}**が純粋に分離された。それまで存在が予測されていた13個すべてのビタミンがわずか42年間に次々と捕えられた。

ビタミンの名前はアルファベット順につけられた

では，どうやってビタミンに名前をつけたのか？ 1912年米国の生化学者**エルマー・マッカラム**は，シロネズミを成長させるにはバターや卵の黄身に含まれる「栄養素」が必要であることを報告した。この「栄養素」には壊血病，とり目，脚気に効く成分が入っていたが，純粋な物質として取り出すことができなかった。そこで彼は，油に溶けるものを「A因子」，水に溶けるものを「B因子」と，ビタミンを2種類に分けた。

それから7年後の1919年，イギリスの生化学者**ジャック・ドルモンド**は，油に溶けるA因子でとり目を治す成分をビタミンA，水に溶ける因子で脚気を治す成分をビタミンB，水に溶けるB因子のうち，壊血病を治す成分をビタミンCと名づけ，これ以降，発見されるビタミンにはD，E，F……とアルファベット順に名前をつけるように提案したのである。

File 46 ビタミンの名前

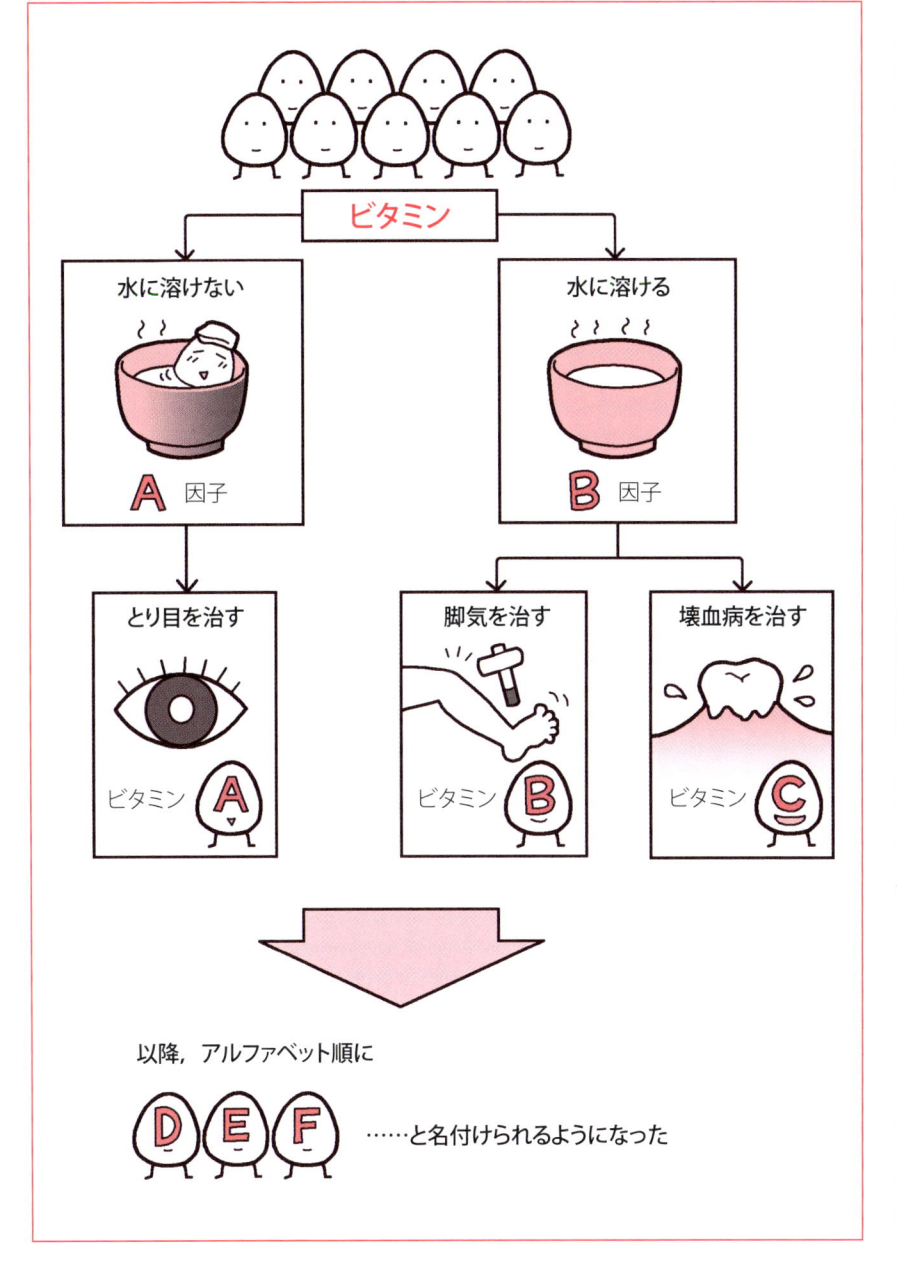

ビタミンの名前はこうして決まった

ビタミン

水に溶けない → A因子 → とり目を治す → ビタミンA

水に溶ける → B因子
- 脚気を治す → ビタミンB
- 壊血病を治す → ビタミンC

↓

以降，アルファベット順に D E F ……と名付けられるようになった

Chapter 3-5 ビタミンには水溶性と脂溶性がある

炭化水素と似ている脂溶性ビタミン

　これまでに発見されたビタミンは13個。これを油に溶けやすいもの（**脂溶性ビタミン**）と水に溶けやすいもの（**水溶性ビタミン**）の2つに分けている。脂溶性ビタミンは，**A，D，E，K**の4個。水溶性ビタミンは，**B₁，B₂（リボフラビン），ナイアシン，B₆，B₁₂，葉酸，パントテン酸，ビオチン，C**の9個。

　「類は友を呼ぶ」という諺は人間社会の有様を語ったものだが，分子の世界でも「似たものは似たものを溶かす」という原則がある。炭素と水素からできている油は，自分と同じように炭素と水素の多いビタミンA，D，E，Kをよく溶かす。

　脂溶性ビタミンの特徴は，水に馴染みにくい炭素と水素が多く，水に馴染みやすい酸素が少なく，窒素は1個もないことだ。脂溶性ビタミンは，炭化水素ととてもよく似ている。

　生体で油の多い箇所は脂質層である。脂溶性ビタミンは，皮下組織にある脂質層によく馴染む。これが，脂溶性ビタミンが脂質層に集まる原因である。脂質層に蓄積した脂溶性ビタミンは，水に溶けないため，尿といっしょに排泄されることもない。過剰に摂取された脂溶性ビタミンは，毎日，少しずつ生体で消費されていく。このため脂溶性ビタミンは食いだめがきく。

　この性質は有利にも不利にもなる。有利な点は，生体に蓄積されるので，毎日，食事から摂取しなくてもよいこと。不利な点は，過剰に摂取すると稀に障害が現れることである。

> えっ！　ちょっと心配。

> ビタミンAとDにごく稀に障害が現れることがあるが，食べものからは大量に摂取できないから，そんなに心配する必要はない。ただサプリメントで摂り過ぎないように注意するように。

> はーい。

File 47 脂溶性ビタミン

体内に蓄積されるため，過剰摂取に注意

脂溶性ビタミンの種類と特徴

	1日の所要量 (mg)	含まれている食べもの	生体での働き	不足した場合	過剰の場合
ビタミンA	1.0 (0.8)※	・プロビタミンAとして緑色の野菜 ・レチノールとして牛乳，バター，チーズ，レバー	・網膜でロドプシンをつくる ・上皮細胞を強くする ・粘液細胞をつくる	・とり目 ・失明 ・免疫の低下	・頭痛 ・不眠症
ビタミンD	0.01 (0.01)	・たらの肝臓，卵，乳製品	・骨の発育 ・カルシウムの吸収	・骨の発育不全 ・くる病 ・骨粗しょう症	・吐き気 ・下痢 ・体重の減少
ビタミンE	10 (8)	・種，緑色の野菜 ・キャベツ ・小麦の胚芽油	・抗菌化剤 ・細胞膜のダメージを予防する	・貧血 ・不妊症	・あまりない
ビタミンK	0.08 (0.06)	・緑色の野菜 ・少量だがシリアル，果物，肉，レバー	・血液凝固	・内出血 ・血液凝固障害	・黄疸の可能性

※（ ）内は女性が対象

脂溶性ビタミンは過剰症に注目！

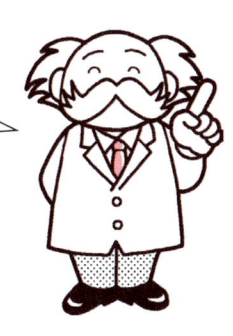

103

3-6 水溶性ビタミンは体内に蓄積できない

体内に貯蔵できないデリケートな水溶性ビタミン

水に溶けるビタミンを**水溶性ビタミン**という。水溶性ビタミンは，**B₁**，**B₂**，**ナイアシン**，**B₆**，**B₁₂**，**葉酸**，**ビオチン**，**パントテン酸**，**C**の9個。

水溶性ビタミンの特徴は，水に馴染みやすい酸素と窒素が多く，水を嫌う炭素と水素が少ないことである。水溶性ビタミンは尿に溶けて体外に容易に出てしまうので，たとえ一度に大量に摂取しても，体内には貯蔵されない。だから，水溶性ビタミンを過剰に摂取したとしても，その副作用を調べるのはむずかしいし，とりたてて副作用が問題になったということもない。だが，不足した場合にはすぐに症状となって現れる。

水溶性ビタミンは**過剰に摂っても，体内に蓄積されることがない**ため，食いだめがきかない。毎日，せっせと摂取しなければならない。

また，水溶性ビタミンは，冷蔵庫に貯蔵しているときにも，煮たり焼いたりという料理によっても容易に破壊される。

調理によってどれくらいのビタミンが分解されるのか？ その程度は，ビタミンの種類，食物の種類，切った食べものの大きさ，加熱の方法，加熱時間によって変わってくる。

女子栄養大の吉田企世子教授は，調理によるビタミンの損失を次のように報告している。

ホウレンソウを3分間ゆでたときのB₁の残存率は，生100％とすると70％，B₂は80％，Cは48％である。ビタミンCは放置しておいても分解によって損失する。ダイコンおろしのビタミンC残存率は，おろした直後を100％とすると，5分後に90％，10分後に85％になる。

米国の調査データによると，忙しいビジネスマンには，B₆，葉酸，リボフラビン，Cがかなり不足ぎみである。

水溶性ビタミンの1日の必要量，どんな食べものに含まれているか，生体での働き，不足した場合の症状，過剰症を右頁［**File48**］にまとめた。

File 48 水溶性ビタミン

過剰摂取しても排泄されるが，欠乏症は多くの病気を引き起こす

水溶性ビタミンの種類と特徴

	1日の所要量(mg)	含まれている食べもの	生体での働き	不足した場合	過剰の場合
ビタミンB_1（チアミン）	1.5 (1.1)※	ブタ，内蔵	二酸化炭素の除去	・脚気 ・心臓病	なし
ビタミンB_2（リボフラビン）	1.7 (1.3)	レバー，イースト，卵黄，胚芽	酸化・還元	・口角炎 ・口内炎	なし
ナイアシン（B_3）	19 (15)	レバー	酸化・還元	・ペラグラ	なし
ビタミンB_6（ピリドキサル）	2.0 (1.6)	肉，野菜	・アミノ基の移動 ・アミノ酸とグリコーゲンの代謝	・イライラ ・ケイレン	なし
ビタミンB_{12}（コバラミン）	0.002 (0.002)	肉，卵，乳製品	・酸化・還元 ・メチル基の移動	・悪性貧血 ・神経障害	なし
葉酸（B_9）	0.2 (0.2)	イースト，レバー，肉，卵黄	メチル基の移動	・貧血 ・下痢 ・腸炎	なし
ビオチン（B_7）	0.03	野菜，肉	・アミノ酸とグリコーゲンの代謝 ・脂肪の生産	・疲労 ・うつ状態 ・吐き気 ・筋肉痛	なし
パントテン酸（B_5）	4〜7	食べものに広く分布	補酵素Aの成分	・疲労 ・睡眠障害 ・吐き気	なし
ビタミンC	60	柑橘類，トマト，緑黄色野菜	・コラーゲンの合成 ・酸化・還元	・壊血病 ・皮膚，歯血管の衰え	なし

※（ ）内は女性が対象

水溶性ビタミンは欠乏症に注目！

Chapter 3-7 人体の4%を構成するミネラル

0.1%以上含まれるメジャー・ミネラル

　私たちのからだは，約60兆個という膨大な数の細胞が集まってできている。細胞はタンパク質，脂質，糖質など，いくつかの栄養素が組み合わさってできているわけだが，この栄養素を構成している最小の要素が元素である。自然界にはこれまでに90個の元素が見つかっているが，細胞をつくるのにどの元素も万遍なく使われるかというと，そうではない。

　人体で最もよく使われているのは，酸素の65%，次が炭素18%，第3位は水素の10%，そして第4位は窒素の3%。この4元素だけでからだ全体の96%を占める。この4元素以外をまとめて**ミネラル**（**無機物**）と呼ぶ。その数は多いが，人体に存在する量はわずか4%にすぎないマイナーな栄養素である。

　人体で働いているミネラルを多い順に並べると，**カルシウム**（1.8%），**リン**（1.0%），**カリウム**（0.4%），**イオウ**（0.3%），**ナトリウム**（0.2%），**塩素**（0.2%），**マグネシウム**（0.1%）になる。

　これら7個のミネラルは人体に少なくとも0.1%（体重60kgの人ならば，60g）以上存在するので，**メジャー・ミネラル**と呼ばれている。

　だが，最も多いカルシウムでさえわずか1.8%（1,100g）しか存在しないので，あくまでも，ミネラルという量的にはマイナーな栄養素の中でのメジャーなのである。

　メジャー・ミネラルは大きな役割を果たしている。カルシウムは，リンとくっついてリン酸カルシウムとなり，骨や歯の硬い成分になっている。カリウムやナトリウム，塩素，マグネシウムは細胞の内側と外側を出たり入ったりすることで，細胞に電気を発生させている。ある細胞で発生した電気が次の細胞に伝わることで神経の伝達［**File22**］が行われ，ヒトは生きるのである。

　　メジャーがあるのなら，マイナーもあるんじゃないですか？
　　そうじゃ。マイナー・ミネラルについてはp.110で説明するぞ。

File 49 メジャー・ミネラル

体内に占める量は少量だが重要な脇役

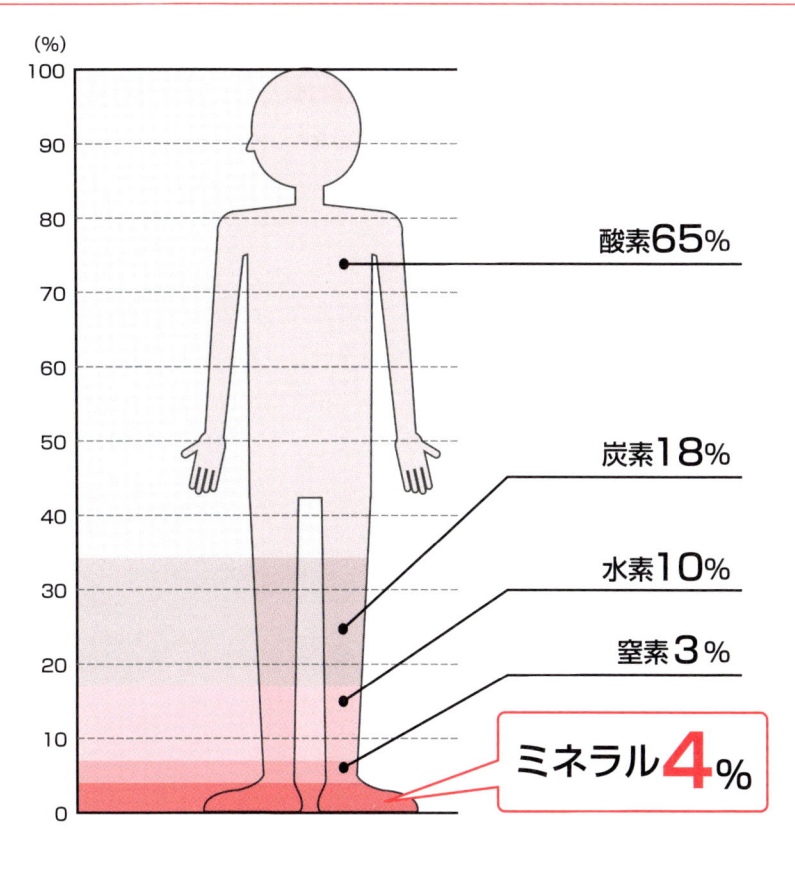

酸素 65%
炭素 18%
水素 10%
窒素 3%
ミネラル 4%

体内での存在比と重量

元素(元素記号)	存在比(%)	重量(g)
カルシウム(Ca)	1.8	1,100
リン(P)	1.0	600
カリウム(K)	0.4	240
イオウ(S)	0.3	180
ナトリウム(Na)	0.2	120
塩素(Cl)	0.2	120
マグネシウム(Mg)	0.1	60

Chapter 3-8 メジャー・ミネラルの働き

摂取の目安は1日100mg

リンは，遺伝子DNAやそのコピーであるRNAの成分である。**マグネシウム**は，リンとともに生体のエネルギー源であるATP（アデノシン三リン酸）を構成している。

マグネシウムはタンパク質にくっつくことで，タンパク質の形を整え，酵素として力を発揮できるようにしている。もちろん，酵素は生体のいたるところで働いているので，マグネシウムの効果は全身に及ぶ。

そのうえ，マグネシウムは血液中のブドウ糖からグリコーゲンをつくっている。グリコーゲンは，必要に応じて切断されてブドウ糖に戻り，筋肉を収縮させるエネルギー源になる。

それから，**イオウ**はタンパク質をつくるシステインやメチオニンというアミノ酸の成分であるから，これもなくてはならないものだ。メチオニンが不足すると，気分が落ち込んでしまう。

ナトリウムと**カリウム**は化学的にはよく似た元素である。異なる点は，ナトリウムは細胞の外に多くあるが，カリウムは内側に多いこと。つまり，両者は細胞の内部と外部に住み分けているのだ。このため，細胞の内側はマイナス，外側はプラスに荷電している［File22］。この荷電があるからこそ，神経細胞で発生した興奮が別の神経細胞に伝わるのだ。ヒトの生命活動が発生するのは，ナトリウムやカリウムなどのミネラルのおかげなのである。

このように**メジャー・ミネラル**は人体でわかりやすい活躍をしている。

メジャー・ミネラルの1日に必要な摂取量はそれぞれ100mg以上であるから，注意してミネラルを含む食べものを摂るようにしたい。

知っておこう 体内のミネラルバランス

すべての生きものは海から生まれたといわれるが，それを物語るのがヒトと海とのミネラルバランスの相似性だ。血液にはナトリウム，塩素，マグネシウム，カルシウム，カリウムなどのミネラルが含まれているが，その濃度バランスは海水のそれに似ている。血液だけでなく羊水も同様である。ヒトと海の密接な関係性がうかがえる。

File 50 主なメジャー・ミネラルの働き

核酸の構成成分になるなど体内で大活躍

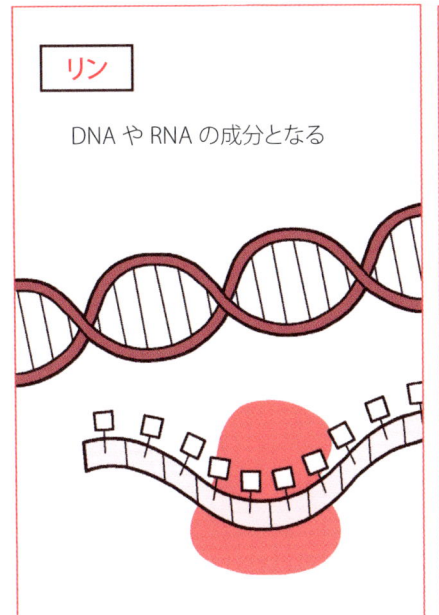

リン

DNAやRNAの成分となる

マグネシウム

・生体のエネルギー源であるATPを構成している
・骨や歯の形成など

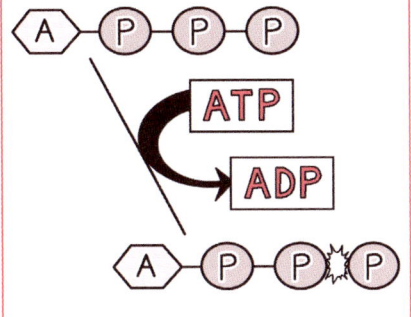

イオウ

タンパク質をつくるアミノ酸の成分となる

ナトリウムとカリウム

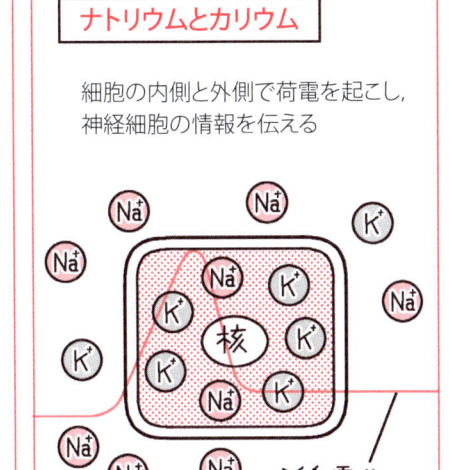

細胞の内側と外側で荷電を起こし、神経細胞の情報を伝える

活動電位

Chapter 3-9 侮ってはならない マイナー・ミネラルの働き

酵素を助ける名脇役

　メジャー・ミネラルはしっかり摂らねばならないのはもちろんだが，それだけでは健康は維持できない。これ以外のミネラルとして，**鉄，亜鉛，セレン，マンガン，銅，モリブデン，コバルト**などの金属もほんの少しだけではあるが，人体には必要なのである。ほんの少しだけで著しい効果を現す金属が**マイナー・ミネラル**だ。

　なぜマイナー・ミネラルが大事なのか？　それを知るには，マイナー・ミネラルの生体での働きを理解するのが早道である。

　体内で進行する無数の化学反応を実行する触媒が酵素。しかしこの有能な酵素といえども，マイナー・ミネラルが結合しなければ本来の活躍ができない。このようにマイナー・ミネラルは酵素に結合し，酵素に本来の能力を発揮させる名脇役として働いている。

　マイナー・ミネラルの1つである鉄は，酸素を運ぶヘモグロビンや酸素を貯蔵するミオグロビンというタンパク質に含まれているときは，**ヘム鉄**と呼ばれている。ヘモグロビンやミオグロビンは酸素を捕まえたり，放出したりする。ヘム鉄は，これらの巨大タンパク質の中にただぽつんと立っているのではなく，酸素を捕まえたり，放出したりという酵素の働きの中心になって活躍している。

　また，SOD（スーパーオキシド・ディスミューターゼ）は，心筋梗塞，脳卒中，がんなどを引き起こす猛毒の活性酸素をどんどん分解してくれる頼もしい酵素だ。このSODの最も大事な活性部位にくっついているのが，銅である。だから，もし銅が不足すると，活性酸素が完全に分解されない。残った活性酸素は人体にダメージを与えるのである。

　マイナー・ミネラルが働くおかげで，体内の化学反応が進む。もしこれがなかったら化学反応が進まないわけで，人は生きられない。たとえ名前は小さくとも，マイナー・ミネラルは大きな役割を果たしている。

File 51 酵素を助けるマイナー・ミネラル

名前はマイナーだが，果たす役割は大きい

体内の存在比と重量

元素(元素記号)	存在比(%)	重量(g)
鉄(Fe)	0.004	2.4
亜鉛(Zn)	0.002	1.2
セレン(Se)	0.0003	0.018
マンガン(Mn)	0.0003	0.018
銅(Cu)	0.0002	0.012
モリブデン(Mo)	○	○
コバルト(Co)	○	○
ヒ素(As)	○	○
ホウ素(B)	○	○

※○は超微量の意味
※体重60kgのヒトで計算

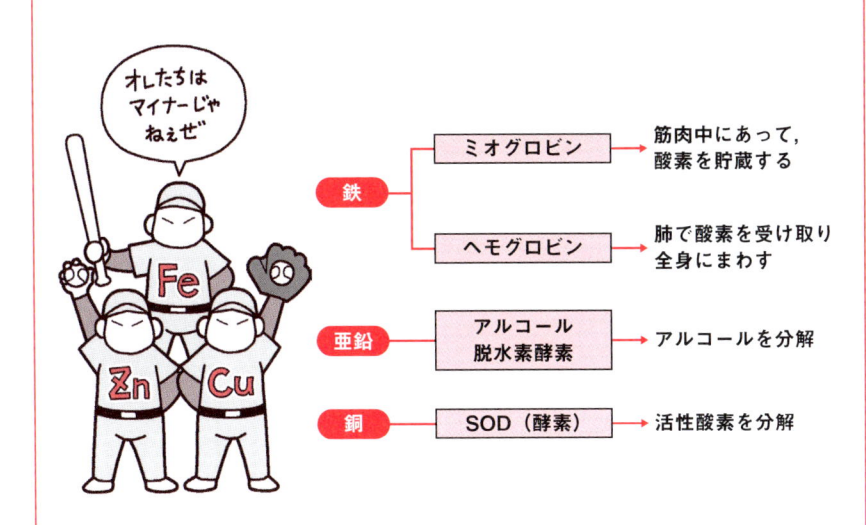

マイナー・ミネラルは野球でいうとボールぐらい重要なものじゃ

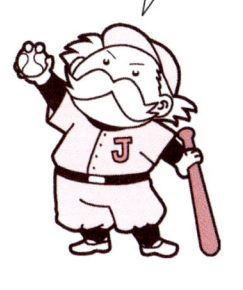

オレたちはマイナーじゃねぇぜ

- 鉄
  - ミオグロビン → 筋肉中にあって，酸素を貯蔵する
  - ヘモグロビン → 肺で酸素を受け取り全身にまわす
- 亜鉛
  - アルコール脱水素酵素 → アルコールを分解
- 銅
  - SOD（酵素）→ 活性酸素を分解

Column

酵素は6種類に分けられる
（国際生化学連合の勧告にもとづく）

これまでに発見された酵素は数千にのぼる。国際生化学連合は，酵素を役割に応じて以下のように6種類に分けている。

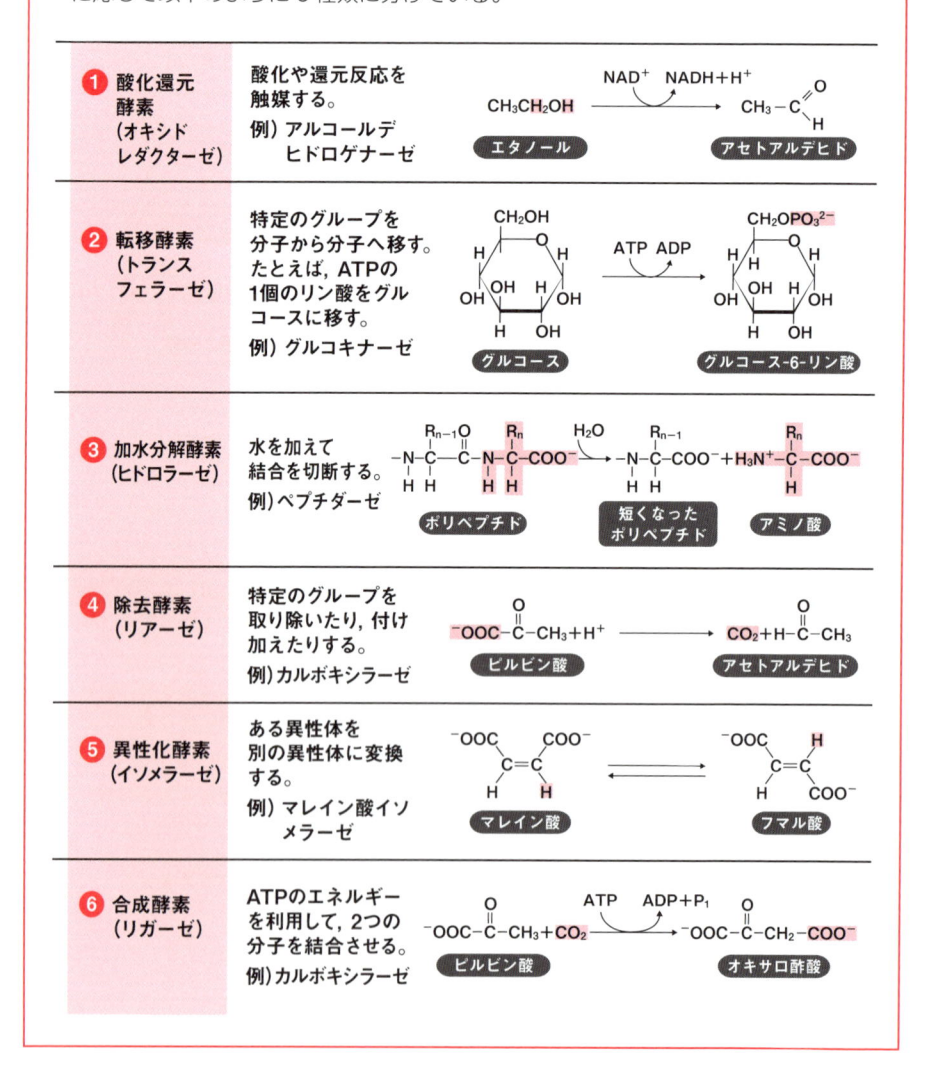

❶ 酸化還元酵素（オキシドレダクターゼ）	酸化や還元反応を触媒する。例）アルコールデヒドロゲナーゼ	$CH_3CH_2OH \xrightarrow{NAD^+ \quad NADH+H^+} CH_3-CHO$	エタノール → アセトアルデヒド
❷ 転移酵素（トランスフェラーゼ）	特定のグループを分子から分子へ移す。たとえば，ATPの1個のリン酸をグルコースに移す。例）グルコキナーゼ	グルコース $\xrightarrow{ATP \quad ADP}$ グルコース-6-リン酸	
❸ 加水分解酵素（ヒドロラーゼ）	水を加えて結合を切断する。例）ペプチダーゼ	ポリペプチド $\xrightarrow{H_2O}$ 短くなったポリペプチド + アミノ酸	
❹ 除去酵素（リアーゼ）	特定のグループを取り除いたり，付け加えたりする。例）カルボキシラーゼ	ピルビン酸 $+ H^+ \rightarrow CO_2 +$ アセトアルデヒド	
❺ 異性化酵素（イソメラーゼ）	ある異性体を別の異性体に変換する。例）マレイン酸イソメラーゼ	マレイン酸 ⇌ フマル酸	
❻ 合成酵素（リガーゼ）	ATPのエネルギーを利用して，2つの分子を結合させる。例）カルボキシラーゼ	ピルビン酸 $+ CO_2 \xrightarrow{ATP \quad ADP+P_i}$ オキサロ酢酸	

第4章 ヒトが生きていくために

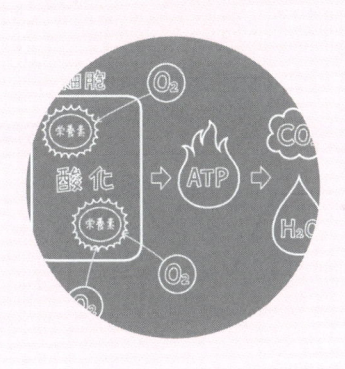

Chapter 4-1 ヒトは呼吸代謝によって生きる

ヒトはなぜ「息」をするのか

生きるとは「息」をすることである。呼吸はヒトが生きることの証である。成人は1分間に16〜18回空気を吸い込んでいる。ヒトにとって**酸素**は必要不可欠なのである。なぜか？

まず、呼吸で大気から得られた酸素によって栄養素を段階的に酸化していき、最終的に**二酸化炭素**にまで分解する。こうすることで、ヒトは、栄養素に蓄えられているエネルギーを最大の効率で利用して生きている。

もし酸素がなければ、酸素不足にいちばん弱い脳が、まっ先に死んでしまうことはすでに述べた。すなわち、ヒトは死亡するのだ。脳卒中になって酸素と栄養素が脳の組織に届かなくなると、卒中の箇所から先の神経細胞が死滅し、神経細胞の担当していた働きができなくなる。こうして言語障害をはじめとするマヒが起こる。

呼吸代謝とは

ヒトは、酸素を利用することによって栄養素から最大の効率でエネルギーを獲得する。このしくみを「**呼吸代謝**」という。すなわち、食べものから摂取された栄養素は酸化され、最終的に二酸化炭素と水に分解される。このときに大量のATPができる。

呼吸代謝はかなり大がかりなシステムで、ヒトにおける代謝の中心となっている。アミノ酸、脂質、糖質、核酸などの**生体高分子**をつくるのに必要な材料が調達されるのも、その出発点は呼吸代謝なのである。

また、不要になったり、すでに役割を終えた生体高分子はそれを構成する小さな部品に分解されるが、この部品もやがて呼吸代謝に合流し、段階的に酸化されて二酸化炭素と水に分解する。

ここからは、エネルギーを得るために、酸素、水、二酸化炭素がどのようにかかわりがあるかみていこう。

File 52 呼吸代謝

ヒトは栄養素を酸化させてエネルギーを獲得する

呼吸代謝のしくみ

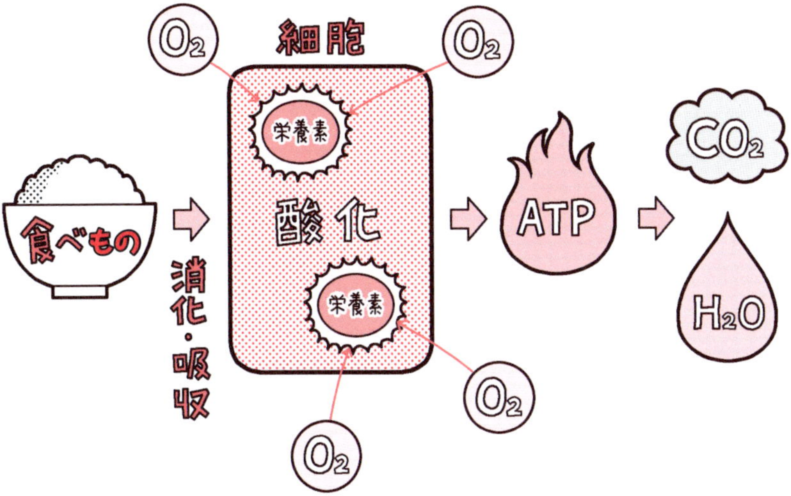

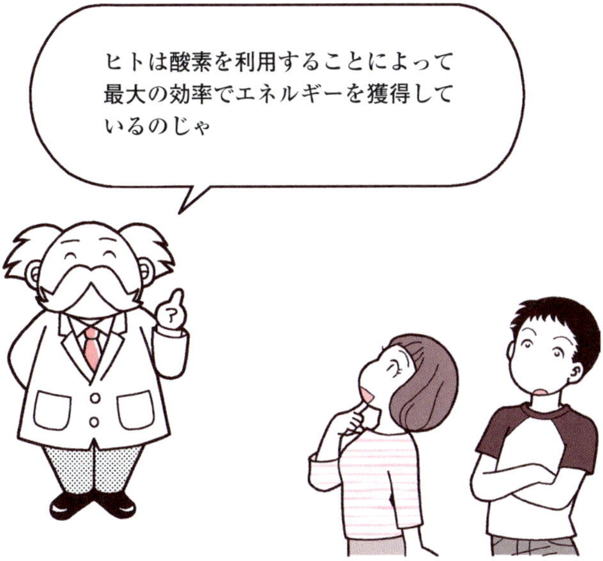

食べもの → 消化・吸収 → 細胞（栄養素 + O_2 → 酸化）→ ATP → CO_2 + H_2O

ヒトは酸素を利用することによって最大の効率でエネルギーを獲得しているのじゃ

Chapter 4-2 解糖系，TCA回路，電子伝達系

エネルギーを産生する3つの経路

　呼吸代謝は，**解糖系**，**TCA回路**，**電子伝達系**の3つのシステムからできている。

　解糖系は，6個の炭素をもつブドウ糖が無酸素状態で代謝を受けて，3個の炭素をもつ**ピルビン酸**が2個できるプロセスである。

　このピルビン酸は，無酸素状態でエタノールや乳酸に変わる。これを発酵という。しかし酸素のある人体では発酵は起こらず，ピルビン酸はミトコンドリアに備わったTCA回路に入る。

　ピルビン酸はTCA回路をひと回りするうちに酸化されて，二酸化炭素になる。1個のブドウ糖から2個のピルビン酸ができるため，1個のブドウ糖がTCA回路を2回転させる。TCA回路の目的は，ピルビン酸を酸化することによって大量の水素を放出することである。

　TCA回路でできた大量の水素と解糖系でできた少量の水素は，**補酵素NADH**（ニコチンアミド・アデニン・ジヌクレオチド）として蓄えられる。

　プロトンと電子からできている水素は，たやすく電子を放出する，すぐれた電子供与体である。生体は，栄養素から取り出した水素をNADHに蓄え，これを利用してエネルギーをATPの形で取り出すのである。ヒトではNADHに蓄えられた水素をATPに変換するしくみが**ミトコンドリア**に備わっている。このしくみを「電子伝達系」または「**呼吸鎖**」と呼んでいる。

　ミトコンドリア内では，水素から放出された電子が分子から分子へと手渡される。この電子伝達系の最後のほうに**チトクロム酸化酵素**があって，これが酸素に電子を渡す。こうして酸素は合計4個の電子を受け取って水に還元される。

　さて，ここで復習問題じゃ。エネルギーを生み出す3つの経路で酸素を必要とするのはどこかな？

　TCA回路と電子伝達系です。

　お見事！

File 53 呼吸代謝・3つのシステム

解糖系, TCA回路, 電子伝達系を経てATPは生み出される

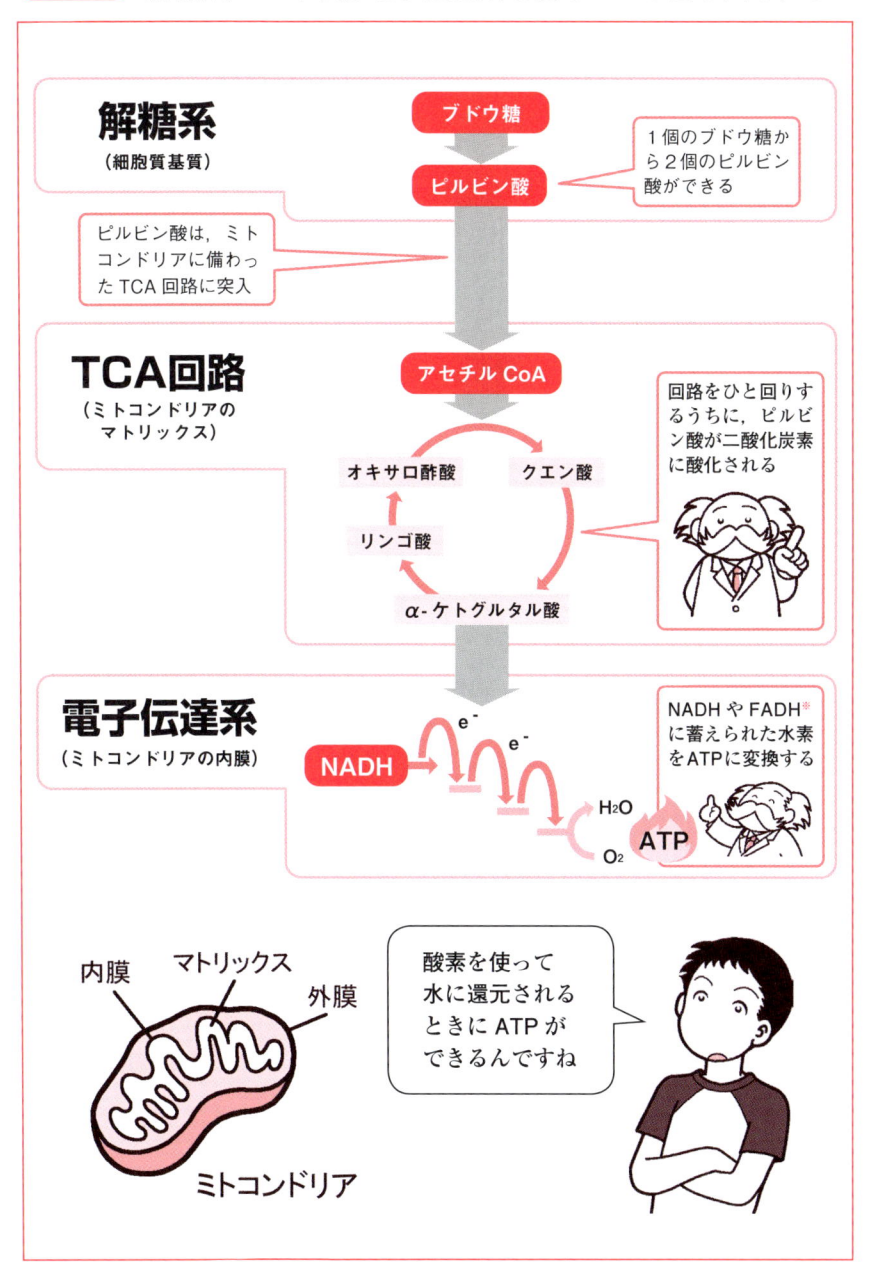

解糖系
（細胞質基質）

ブドウ糖 → ピルビン酸

1個のブドウ糖から2個のピルビン酸ができる

ピルビン酸は、ミトコンドリアに備わったTCA回路に突入

TCA回路
（ミトコンドリアのマトリックス）

アセチルCoA

オキサロ酢酸 ← クエン酸
リンゴ酸
α-ケトグルタル酸

回路をひと回りするうちに、ピルビン酸が二酸化炭素に酸化される

電子伝達系
（ミトコンドリアの内膜）

NADH → e⁻ → e⁻ → H₂O, O₂ → ATP

NADHやFADH⁺に蓄えられた水素をATPに変換する

内膜　マトリックス　外膜
ミトコンドリア

酸素を使って水に還元されるときにATPができるんですね

※ NADHやFADHは補酵素で解糖系, TCA回路でできたプロトン（H⁺）と電子（e⁻）を預かり、ミトコンドリア内膜へ運び入れる

Chapter 4-3 酸素は有毒物質である

超有毒なスーパーオキシド

　ヒトが呼吸するのは，空気に含まれる酸素を体内に取り入れるためである。酸素はヒトが生きるのに必須なのだ。だが，酸素が有毒だという。いったいどういうことなのか？

　地球上の酸素は約20億年前に増加をはじめ，約5億年前にいまのレベルの20％に達した。それまでは酸素のない嫌気的な条件で暮らしていた生きもののあるものは，酸素という毒物に耐えられるように進化してきた。

　また，進化しなかった生きものは，酸素の届かない場所に移動し，そこでひっそりと生きることにした。進化もせず，移動もしなかった生きものは，環境の変化にうまく対応できずに死に絶えた。

　酸素を解毒するしくみを手に入れた生きものは，大きな進化を遂げた。ヒトはこの生きものたちの子孫である。

　酸素が有毒な理由は，**活性酸素**になるからだ。活性酸素は酸素よりも化学反応性が高く，その分，酸素より人体に有毒な物質である。活性酸素の代表に**スーパーオキシド**，**過酸化水素**，**ヒドロキシラジカル**がある。

　とりわけ，ヒドロキシラジカル（・OH）の酸化力はきわめて強く，生体のタンパク質やDNAと化学反応してダメージを与える。DNAにダメージが発生すれば，がんの引き金になる。活性酸素による細胞やDNAへのダメージが老化の主な原因であることも確定されつつある。

　ヒトは有毒な酸素なしには生きられない。そこで人体は，スーパーオキシドを無毒化するために，**SOD**（**スーパーオキシド・ディスミューターゼ**），過酸化水素を分解するために**カタラーゼ**や**ペルオキシダーゼ**といった**酵素**を備えている。

　そして，最強の活性酸素であるヒドロキシラジカルは，**ビタミンC**や**α-リポ酸**が分解している。

File 54 酸素に適応するために生きものが遂げた進化とは

SOD, カタラーゼ, ペルオキシダーゼという対抗手段

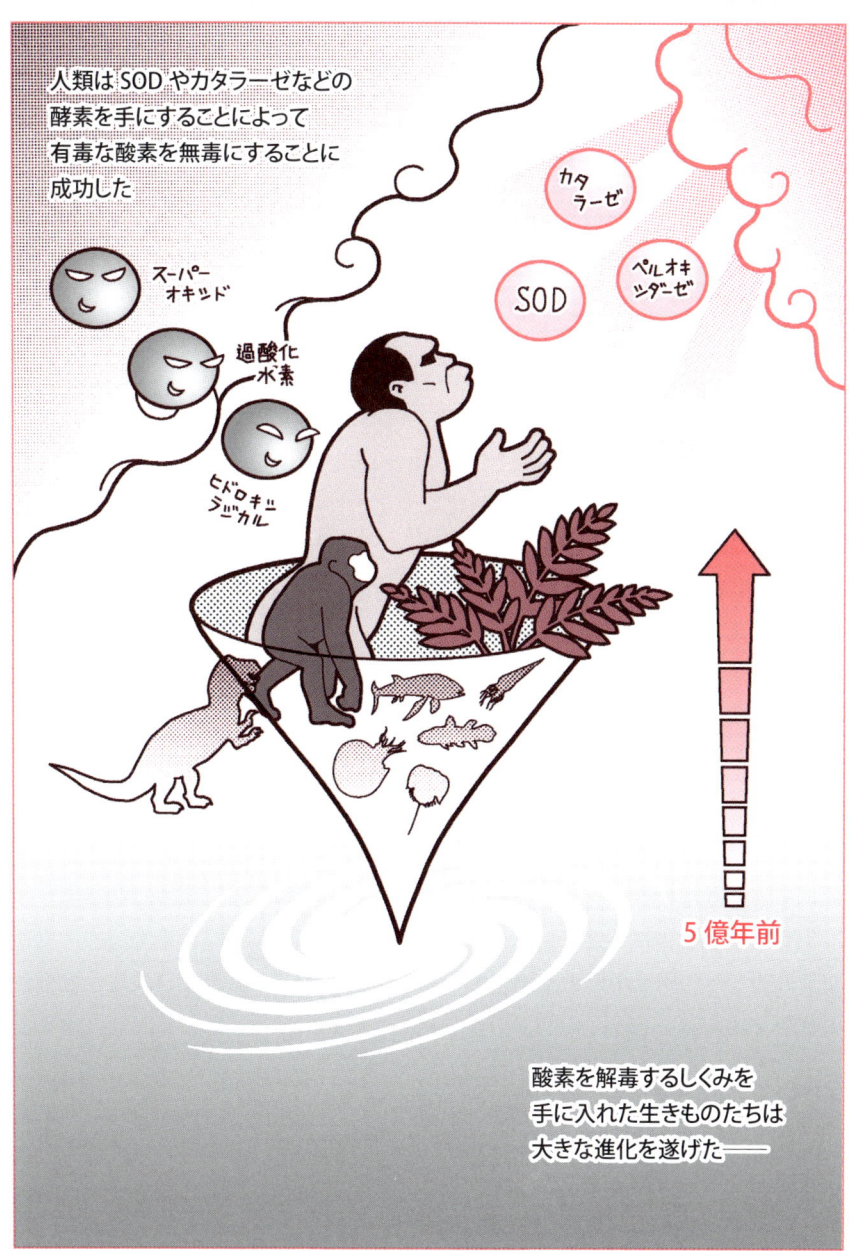

人類はSODやカタラーゼなどの酵素を手にすることによって有毒な酸素を無毒にすることに成功した

スーパーオキッド
過酸化水素
ヒドロキシラジカル

カタラーゼ
SOD
ペルオキシダーゼ

5億年前

酸素を解毒するしくみを手に入れた生きものたちは大きな進化を遂げた——

Chapter 4-4 酸素を使う利点は何か？

ヒトは酸素のおかげで繁栄した

　酸素は生きものにとって有毒物質であるが，利点もある。その利点というのが，非常に効率よくエネルギーを利用することだ。この点をはっきりさせるために，酸素のある場合とない場合で，1モル（mol）のブドウ糖から得られるATPの数をくらべてみよう。

　まず酸素のある場合からみていこう。**呼吸代謝**でのATPの獲得数は，解糖系から2個。TCA回路から2個。電子伝達系から34個である。合計38個のATPが1分子のブドウ糖から得られる。1個のATPのエネルギーは約7kcalだから，呼吸代謝からはATPとして7×38＝266kcalが蓄えられる。

　1モルのブドウ糖（180g）を二酸化炭素と水に完全燃焼するときに放出されるエネルギーは686kcalである。したがって，呼吸代謝でブドウ糖からATPを生産する効率は，（266/686）＝38.8％になる。

　一方，酸素のない発酵で1モルのブドウ糖からエタノールや乳酸をつくる。この際に獲得するATPは2個だから，7×2＝14kcalが蓄えられる。したがってブドウ糖が発酵でATPを生産する効率は，（14/686）＝2％になる。

　エネルギーの貯蓄を考えるとき，酸素を利用する呼吸代謝が酸素を使わない発酵より19倍もすぐれていることがわかる。

　酸素を使う生きものは，使わない生きものにくらべて約19倍も効率よくエネルギーを利用できるようになった。酸素という有毒物質に耐えられるように進化した生きものは，逆に酸素を利用することでエネルギー効率を高め，生存競争に勝って繁栄してきた。逆境をバネに飛躍する。これが生き残る生きものの特徴である。

> **知っておこう　モル（mol）**
> 物質を構成する粒子の数を示す単位。1モルに含まれる粒子の数は6.0×10^{23}個。

File 55 酸素がもたらすエネルギー効率向上という恩恵

無酸素状態の約19倍のATPを産生

ブドウ糖1モルを完全燃焼したときに放出されるエネルギー

$$C_6H_{12}O_6 + 6O_2 \longrightarrow 6CO_2 + 6H_2O + \boxed{686\text{kcal}}$$

ブドウ糖1モルからできるATPの数（酸素のある場合）

解糖系	2
TCA回路	2
電子伝達系	34
	38

エネルギー利用率
$= \left(7 \times \dfrac{38}{686}\right) \times 100$
$= 38.8\%$

ブドウ糖1モルからできるATPの数（酸素のない場合）

発酵　　2

エネルギー利用率
$= \left(7 \times \dfrac{2}{686}\right) \times 100$
$= 2\%$

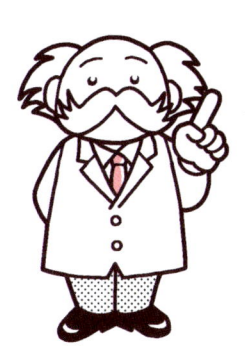

> モルとは分子量にgをつけた質量のことじゃ
> ATPの分子量は507だから
> 1molのATPは507g
> ということになる

ATP（$C_{10}H_{16}N_5O_{13}P_3$）の分子量
$= 12 \times 10 + 1 \times 16 + 14 \times 5 + 16 \times 13 + 31 \times 3$
$= 507$

※原子量：C=12, H=1, N=14, O=16, P=31

Chapter 4-5 脳は酸素不足に弱い

たった5分で致命的なダメージに

　無酸素の発酵よりも，酸素を活用して栄養素を酸化するほうが圧倒的に効率がよい。だが，いつも酸素を利用できるわけではない。激しい運動をするときには，血液から筋肉への酸素の供給が間に合わない。

　このため細胞は，解糖系だけを使ってATPを生産し，筋肉を動かすエネルギーにしている。これは発酵のプロセスである。こうして細胞で生産された乳酸が血液に蓄積する。だから，血液中の乳酸の濃度を測定することで，疲労の程度を推し量ることができる。乳酸が疲労物質と呼ばれるのはこのためだ。また，激しい運動をした翌日，筋肉痛に悩まされるのは蓄積した乳酸のせいである。

　激しい運動を終えて少し時間が経つと，細胞に酸素が十分に供給される。そして乳酸は血液によって肝臓に運ばれ，ピルビン酸に酸化され，TCA回路に入る。

　人体の臓器で最も酸素不足に弱いのが脳である。酸素が3〜5分も運ばれなければ，脳は回復できないダメージを受けてしまう。筋肉は解糖系だけで生産するATPで何とかできるが，脳はとても無理だ。脳には大量のエネルギーが必要であるからだ。

　ではなぜ，脳はそれほど大量のエネルギーを必要とするのか？　脳には約1,000億個もの神経細胞が詰まっていて，細胞膜の内側ではカリウムイオンが多く，逆に外側ではナトリウムイオンが多くなっている。脳のすべての働きは，この濃度差に由来する刺激の伝達によって起こる (p.46)。

　この濃度差をつけるのに細胞膜に埋まったポンプによる能動輸送が行われる [File20]。このポンプを動かすのに，大量のATPが必要なのである。

> エネルギーを生み出すために脳が1日に消費するブドウ糖の量は約120g。昼も夜も関係なく，1日中ほぼ休みなく一定のペースで消費し続けるんじゃよ。

> へぇ，僕らが寝ている間もブドウ糖を燃やしているんですね。

File 56 脳とエネルギー

脳は大量のエネルギーと酸素が必要

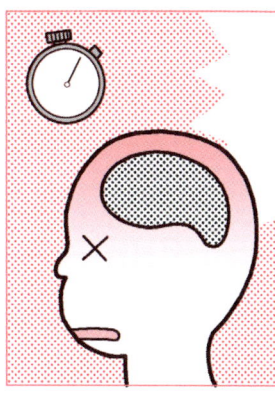

脳は酸素不足に弱く3〜5分も酸素の供給が途絶えると回復不能なほどダメージを負ってしまう

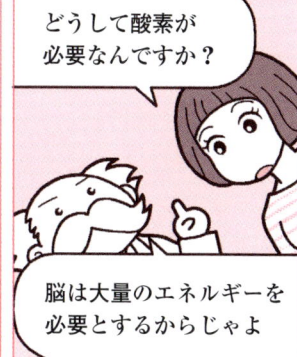

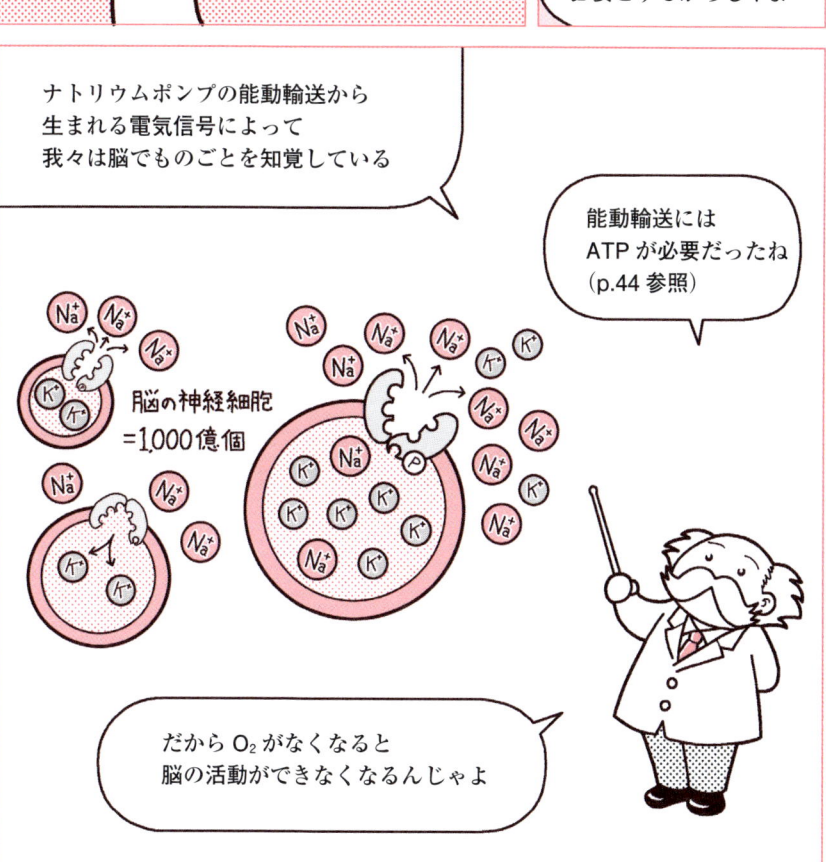

どうして酸素が必要なんですか？

脳は大量のエネルギーを必要とするからじゃよ

ナトリウムポンプの能動輸送から生まれる電気信号によって我々は脳でものごとを知覚している

能動輸送にはATPが必要だったね（p.44 参照）

脳の神経細胞＝1,000億個

だからO_2がなくなると脳の活動ができなくなるんじゃよ

Chapter 4-6 体内でのビタミンの働き

酵素を助けて大活躍

　栄養素を代謝するには多くの酵素が働かねばならないが，酵素の働きにビタミンが欠かせない。ビタミン不足では，いくら三大栄養素や酵素があっても人体でエネルギーがつくられない。

　では，どんなビタミンが人体のどの箇所で働いているのか？　眼の働きに欠かせないのが**ビタミンA**である。ビタミンAは，眼の網膜でオプシンというタンパク質とドッキングしてロドプシンという複合体になり，可視光線によってふたたびビタミンAに戻る。このときの変化がシグナルとなってものが見える。

　出血を止めるには**ビタミンK**が必要だ。肝臓でプロトロンビンという血液凝固の重要な因子がつくられる際に，ビタミンKが働いている。これがないと出血がうまく止まらないのである。

　血液をつくるのにB_6，B_{12}，C，葉酸が欠かせないし，骨の形成にはA，C，Dが必要である。皮膚の形成と健康維持には，A，B_1，B_6，C，ナイアシン，パントテン酸が不可欠である。

　ビタミンは代謝の経路でも働いている。エネルギー源である糖質の分解にはB_6，ナイアシンが働いている。ピルビン酸からアセチルCoAへの変換にはパントテン酸が要求される。TCA回路を回転させるには，B_2，B_{12}，ナイアシン，葉酸，パントテン酸が欠かせない。

　乳酸は激しい筋肉運動をするときに発生するが，これをピルビン酸に酸化するのにB_6が必要だ。さまざまなアミノ酸をアセチルCoAに変換するには，B_6，B_{12}，ナイアシン，葉酸が必要である。大量のエネルギーをつくる電子伝達系では，B_2とナイアシンが活躍する。

　タンパク質のアミノ酸への分解には，B_6，B_{12}，C，葉酸，ナイアシン。脂質の分解にはB_1，B_2，ナイアシン，ビオチン，パントテン酸が不可欠だ。

File 57 人体におけるビタミンの働き
酵素と結びついて全身で活躍

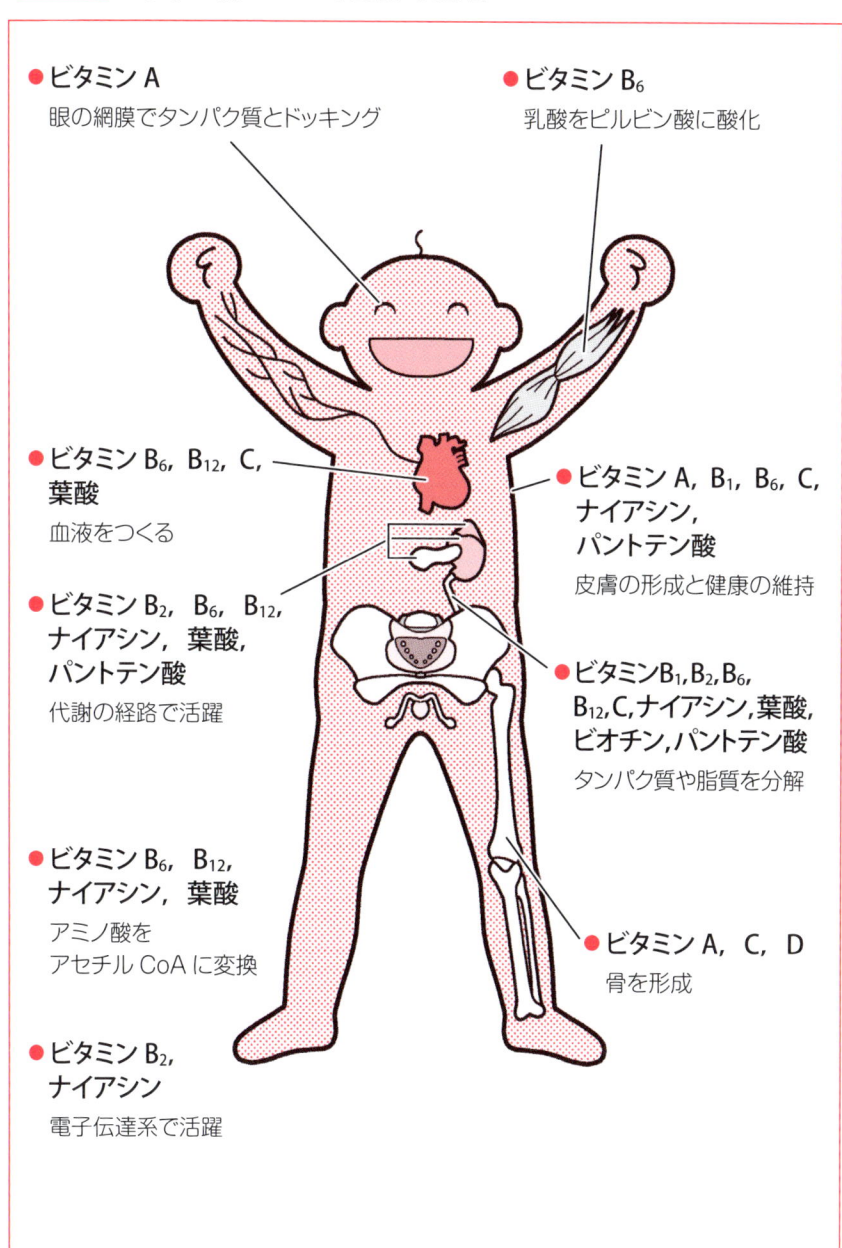

- **ビタミン A**
  眼の網膜でタンパク質とドッキング

- **ビタミン B₆**
  乳酸をピルビン酸に酸化

- **ビタミン B₆, B₁₂, C, 葉酸**
  血液をつくる

- **ビタミン A, B₁, B₆, C, ナイアシン, パントテン酸**
  皮膚の形成と健康の維持

- **ビタミン B₂, B₆, B₁₂, ナイアシン, 葉酸, パントテン酸**
  代謝の経路で活躍

- **ビタミン B₁, B₂, B₆, B₁₂, C, ナイアシン, 葉酸, ビオチン, パントテン酸**
  タンパク質や脂質を分解

- **ビタミン B₆, B₁₂, ナイアシン, 葉酸**
  アミノ酸をアセチル CoA に変換

- **ビタミン A, C, D**
  骨を形成

- **ビタミン B₂, ナイアシン**
  電子伝達系で活躍

Chapter 4-7 脳が食欲をコントロールする

空腹感をもたらす摂食中枢，満腹感をもたらす満腹中枢

　ヒトは，食べることで獲得した栄養素を体内でエネルギーや建築材料にして生きている。食べるには，まず，空腹を感じ，食べたいという欲望（食欲）が湧かねばならない。このことから食欲は，脳から全身に送られる「栄養素を獲得せよ」という命令であることがわかる。

　脳の奥深くにある視床下部には，食べるのを命令する**摂食中枢**と，食べるのをやめるように命令する**満腹中枢**がある。食欲のアクセルが摂食中枢，ブレーキが満腹中枢である。食事から摂取した栄養素が分解され，血液中に増えたブドウ糖が満腹中枢を刺激する。こうして食欲が抑えられ，食事を摂るのをやめるのである。

　「ゆっくり噛んで食べなさい」と子どものころ親に注意された経験をおもちの読者もおられるだろう。胃には歯がついていないので，噛まずに飲み込んではいけない。早食いは胃を悪くするばかりか，肥満の原因にもなる。早食いすると，血液中にブドウ糖が入っていく前に過食しやすいのである。

　ゆっくり食べると，その間に血糖値が上がり，満腹中枢を刺激してお腹がいっぱいになり，食べるのをやめるからである。

　一方，空腹になると体内の脂質が分解されて**脂肪酸**が遊離する。この脂肪酸が摂食中枢を刺激することで，お腹が空いたと実感し，食欲が湧いてくる。食事の量を減らしても脂質が分解し，これによって遊離した脂肪酸が摂食中枢を刺激するから，ダイエットは容易ではない。

　また，空腹になると低血糖になり，イライラし，集中できなくなる。若者はこの傾向が強いようだが，修行が足りないからでは決してない。

　血中の脂肪酸が増えると，脳下垂体から副腎皮質刺激ホルモンが放出される。これが血液の流れにのって副腎にたどりつき，コルチゾールやアドレナリンを放出させる。アドレナリンは脳を興奮させ，イライラさせるのである。

File 58 摂食中枢と満腹中枢

脂肪酸と血糖値に影響されてお腹が空く

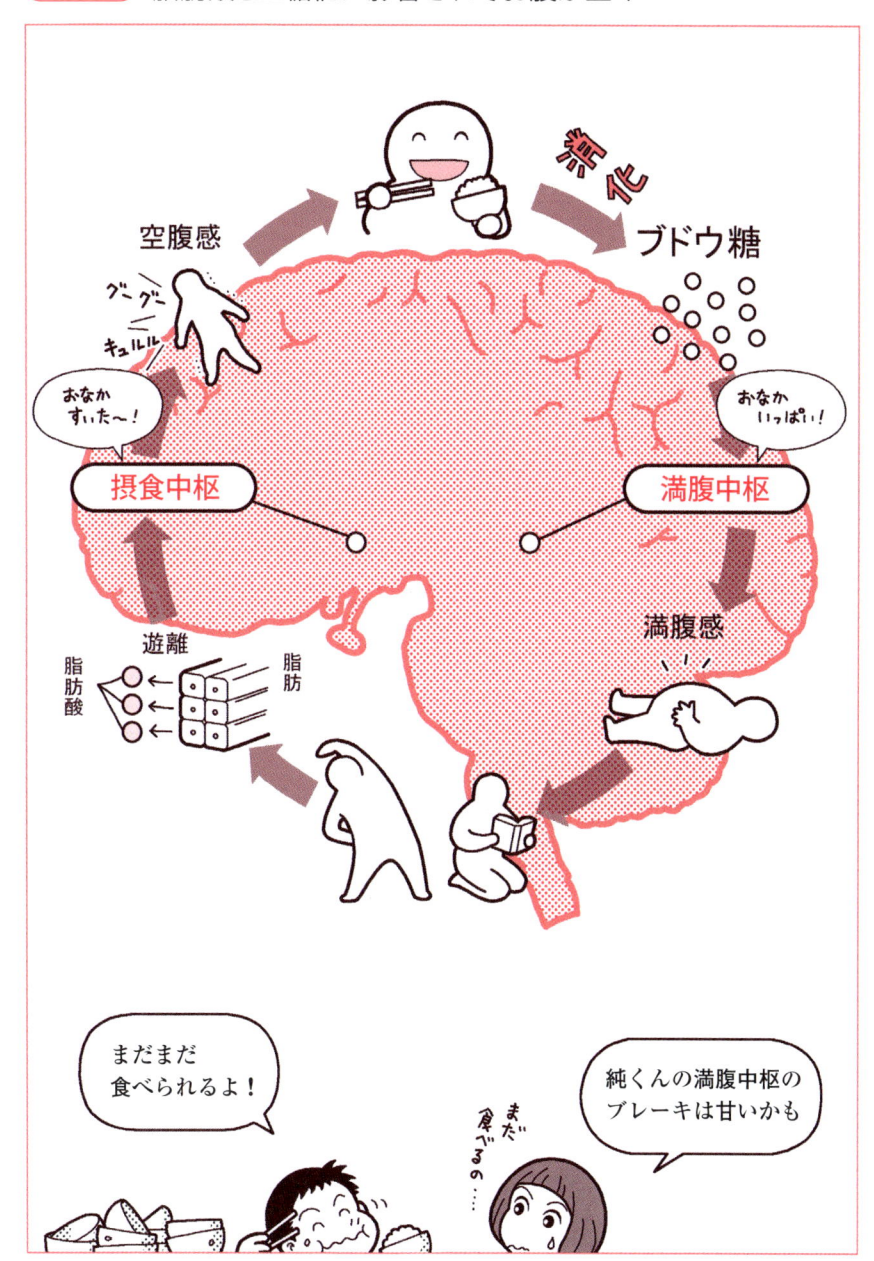

Chapter 4-8 基礎代謝

太りにくいからだづくりの秘訣

　肥満は美容と健康の大敵である。女性はことのほか敏感だが，近ごろは健康に気を配る男性諸氏も増えている。肥満は，糖尿病，心筋梗塞，高血圧などの原因になる。このため多くの人がダイエットに励んでいるが，成功するより失敗するほうがはるかに多い。

　太る理由は単純で，食べた分のエネルギー（歳入）がからだが消費するエネルギー（歳出）よりも多いからである。この差額がからだに脂肪として蓄積され，太る。また，中年になると若いころにくらべて食べる量が増えなくても，だんだん太ってしまう。これは歳とともに歳出が減るからだ。

　大人が1日に食事で2,000kcalを摂取するとして，**消費エネルギー**の内訳をみていくと，**基礎代謝量**が約60％（1,200kcal），**活動代謝量**が約30％（600kcal），**食事代謝量**が約10％（200kcal）である。

　基礎代謝量とは，息を吸ったり吐いたり，全身に血液を送るために心臓を動かしたり，体温を37℃に保ったりするために必要な最小限度のエネルギー消費量である。

　活動代謝量は日常生活の中で歩いたり走ったり，からだを動かすために使うエネルギー。食事代謝量は食べものを消化，吸収，貯蔵するときに熱として奪われるエネルギーである。

　活動代謝量と食事代謝量は歳をとってもあまり変わらないが，基礎代謝量は成人して歳を追うごとに少しずつ下がっていく。このため，スリムだった20歳のときと同じだけ食べ，同じだけ動いたとしても太ってしまうのである。

　若いころは脂質の多いものを好むが，歳をとるにつれてカロリーの少ないサッパリした食事を好むようになるのは，からだの自然の調節である。だが，美食家は歳をとっても若いころと同じように脂質の多い食事，すなわち高カロリーのコッテリ食を食べるので，太ってしまう。

File 59 食事と代謝の関係

摂取カロリーが消費カロリーを上回れば太る

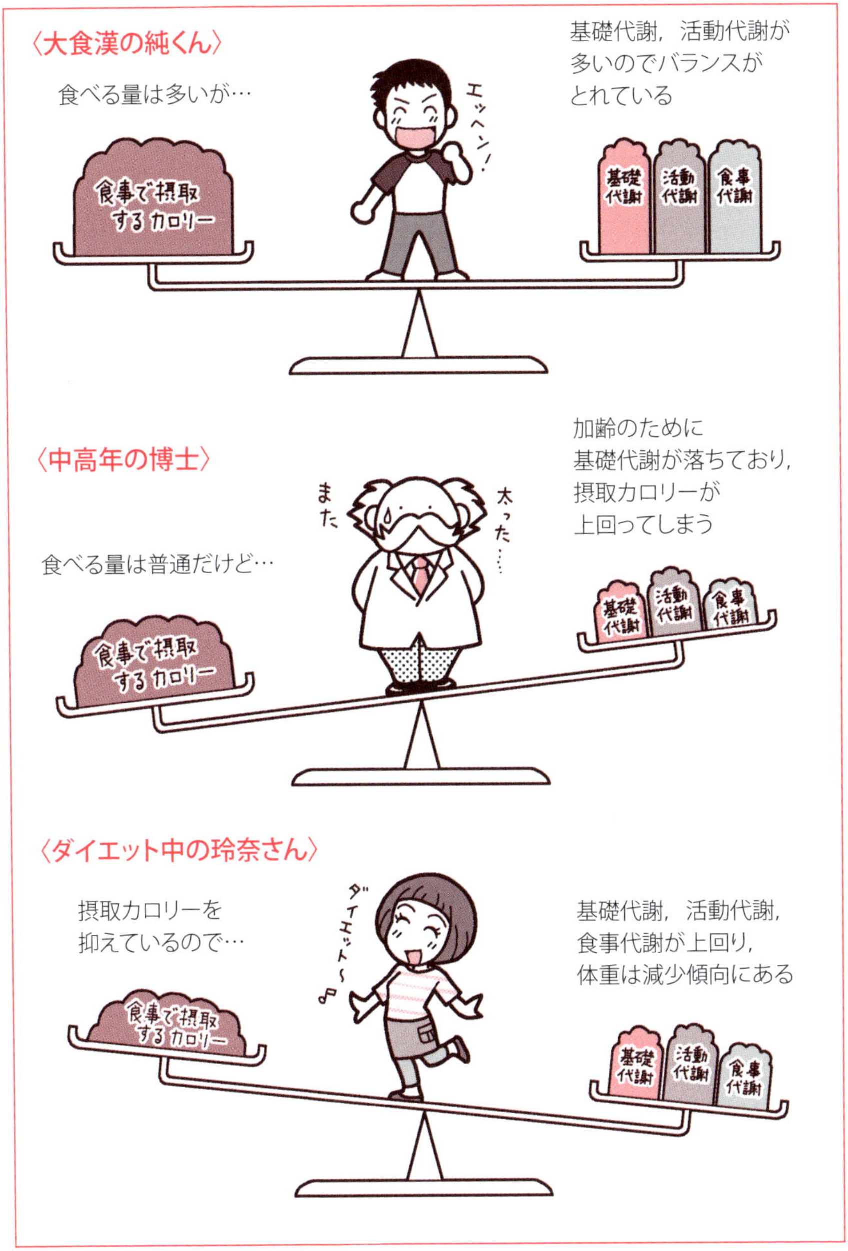

〈大食漢の純くん〉

食べる量は多いが…

基礎代謝，活動代謝が多いのでバランスがとれている

〈中高年の博士〉

食べる量は普通だけど…

加齢のために基礎代謝が落ちており，摂取カロリーが上回ってしまう

〈ダイエット中の玲奈さん〉

摂取カロリーを抑えているので…

基礎代謝，活動代謝，食事代謝が上回り，体重は減少傾向にある

血液型とは

血液型と抗体・抗原の関係性

　驚くべきことに，17世紀までは動物でもヒトでも赤い血液はすべて同じものと考えられていた。そのため，ヒツジの血液をヒトにしばしば輸血していた。もちろん大問題が発生したが，ヒトへの輸血はヒトの血液に限るようになったのは1880年ごろからである。

　だが，ヒトからヒトへの輸血にしても成功するとは限らなかった。血液には「型」があって，これが血液を与える側と受ける側で一致しないとうまくいきにくいのだ。両者の型が違うと，**抗原ー抗体反応**が起こって赤血球が破壊されてしまう。この現象を**溶血**という。

　血液に「型」があることを最初に証明したのは，1901年，ウイーン大学の**カール・ランドスタイナー**である。彼は健康な数十人から採血し，その赤血球と血清を混ぜて互いにどんな反応を示すかを調べ，その結果から血液をA，B，O，ABの4つの型に分類した。

　A型の血清にB型の赤血球を混ぜると赤血球が寄り集まった。これを**凝集**という。すなわち，A型の血清はB型の赤血球を凝集させた。一方，B型の血清はA型の赤血球を凝集させた。このことから，A型の血清には，B型の赤血球を凝集させる抗Bという抗体が含まれていることがわかる。同じように，B型の血清には，A型の赤血球を凝集させる抗Aという抗体が含まれている。

　O型の血清は，A型とB型の赤血球を凝集させたが，O型の赤血球はA型とB型の血清で凝集しなかった。このことから，O型の血清にはA型とB型の赤血球を凝集させる抗A，抗Bの2つの抗体があることが判明した。こうして得られた血液型と輸血の関係をまとめた。

> **知っておこう　血清**
>
> 血液は大きく血漿成分と血球成分（赤血球，白血球，血小板）に分けられる。血清とは，血漿成分のうち凝固に関係のあるタンパク質成分（フィブリノーゲン，プロトロンビンなど）を除いた液体のこと。

File 60 ABO式血液型

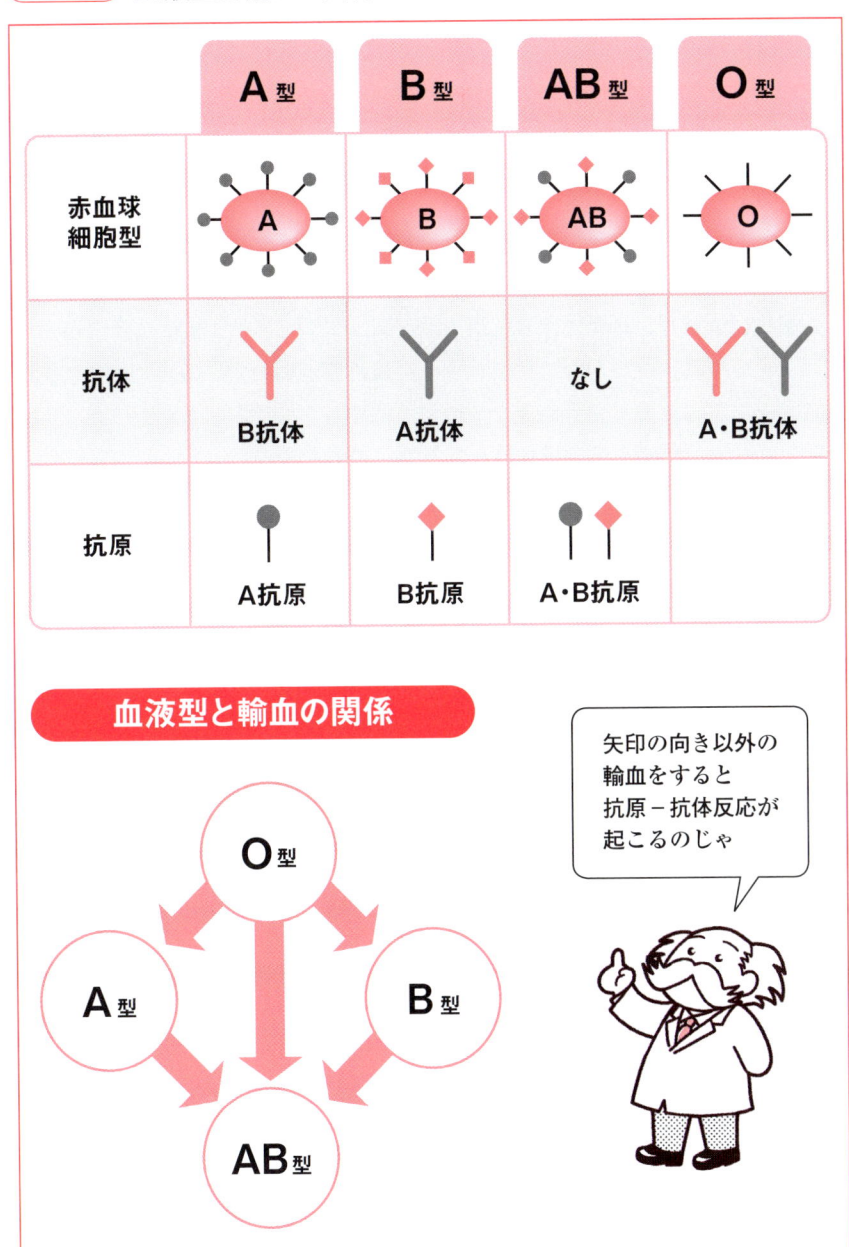

血液型と輸血の関係

	A型	B型	AB型	O型
赤血球細胞型	A	B	AB	O
抗体	B抗体	A抗体	なし	A・B抗体
抗原	A抗原	B抗原	A・B抗原	

血液型と輸血の関係

O型 → A型, B型, AB型
A型 → AB型
B型 → AB型

矢印の向き以外の輸血をすると抗原−抗体反応が起こるのじゃ

4-10 血液型はこうして決まる

糖鎖が血液型を決定する

では，血液型は何によって決まるのか？　赤血球の膜の表面にはタンパク質がくっついている。やはり血液型を決めるのはタンパク質なのかと思うかもしれないが，ハズレである。実は血液型を決めるのはタンパク質ではなく，**糖鎖**だ。

A型には**A抗原**，B型には**B抗原**，AB型にはA抗原とB抗原の両方がついている。O型には抗原がないのではなく，**H抗原**がついている。だが，H抗原はA型とB型のどちらにも存在するので，抗原として機能しないだけだ。この結果，H抗原に対する抗H抗体は存在しないのである。

赤血球の膜の表面からいくつかの**糖**が伸び，端に**ガラクトース**がついている。ガラクトースに**フコース**という糖だけがついたのがH抗原である。フコースのほかに，**N-アセチルグルコサミン**がつけばA抗原，ガラクトースがつけばB抗原になる。

血液型と性格は無関係

巷(ちまた)では血液型相性相談や血液型性格分類などが広まっている。首都圏を対象にした世論調査でも，多くの人が「血液型と性格には関係がありそう」と回答している。

性格は心の1つである。心は，脳内の神経細胞同士のつながり具合と，伝達物質の種類や量によって決まる。では，A，B，Oの血液型を決めるA抗原やB抗原が，脳内で神経細胞，シナプス，伝達物質に作用して，心をつくり出すのに関係しているのか？

否，まったくそうではない。なぜかというと，A抗原やB抗原はヒトの脳内には存在しないからである。A，B，Oの血液型と性格の間に因果関係は成立せず，したがって，血液型相性相談や血液型性格分類に科学的根拠は存在しない。

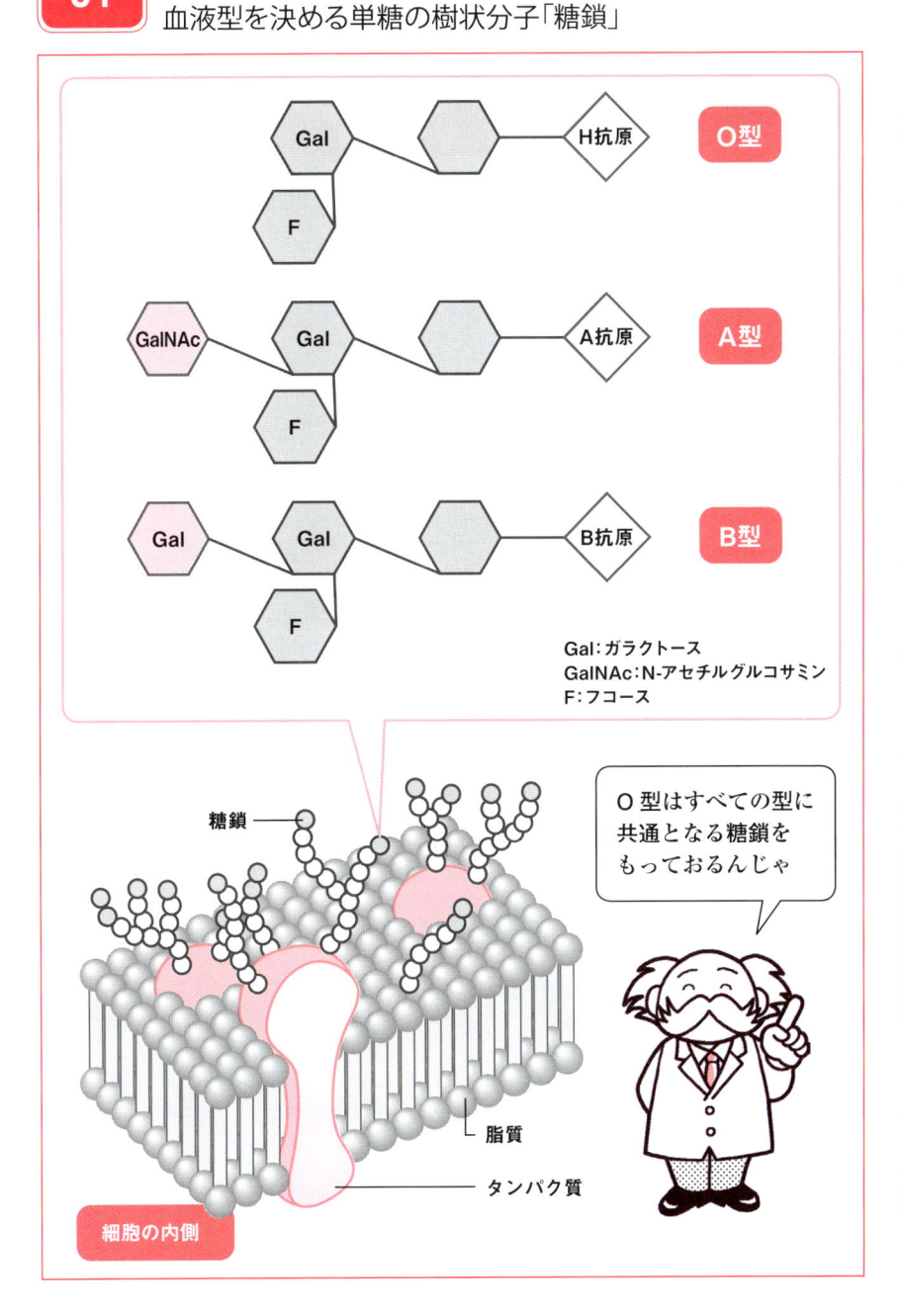

File 61 血液型と糖鎖の関係

血液型を決める単糖の樹状分子「糖鎖」

O型: Gal — ◯ — H抗原, F
A型: GalNAc — Gal — ◯ — A抗原, F
B型: Gal — Gal — ◯ — B抗原, F

Gal：ガラクトース
GalNAc：N-アセチルグルコサミン
F：フコース

糖鎖
脂質
タンパク質
細胞の内側

O型はすべての型に共通となる糖鎖をもっておるんじゃ

血液はどのように固まるのか？

止血は多くの化学反応の組み合わせで起こる

　ケガをして血管が破れると出血するが，少し時間が経つと自然に止まる。**血液凝固**と呼ばれる**止血**のしくみである。

　止血はどんなしくみで起こるのか？　血管が破れて出血すると，それまで血管壁の中に隠れていた**コラーゲン**が剥き出しになる。このコラーゲンに血小板が触れることから，止血作業が始まる。

　まず，血小板が破れた血管壁にくっつくが，これだけでは出血は止まらない。そこで近所にいる血小板に援軍を求める。かけつけた血小板と赤血球が折り重なって破れた箇所を塞ぐ。

　このとき血漿中の凝固因子が働いて，**フィブリノーゲン**という紐を用意する。フィブリノーゲンが血小板，赤血球，白血球をしっかりと縛り，次にフィブリノーゲンが**フィブリン**に変化して血の固まりである**血餅**をつくる。こうして出血が止まり，止血が完了する。

　次に，血小板は血管の細胞を増殖させ，この細胞はコラーゲンを生産して血管を元どおりに修復する。

　特に，血管内で血液が固まったものを**血栓**という。血栓の発生によって血液が流れなくなると困る。血栓が脳で発生すれば**脳溢血**となり，心臓で発生すれば**心臓疾患**となるからだ。

　ふだん血液が血管内で凝固されては困る。このため，血管が破れたときだけ，しかも破れた箇所だけで血液が凝固するしくみになっている。

　血液凝固の巧妙なしくみを運営するのに13もの因子がかかわっている。どれ1つが欠けても血液がうまく固まらない。生まれつき血の固まりにくい病気を**血友病**というが，この患者はフィブリンを安定化させる**第8因子**（**血友病A**）か**第9因子**（**血友病B**）が不足している。

> 血液凝固因子は血清中に含まれるタンパク質成分じゃ。

File 62 血液凝固
止血のしくみ

❶

- 血小板
- コラーゲン
- 表皮
- 真皮

傷口ができ，血管壁のコラーゲンが血小板によって確認される

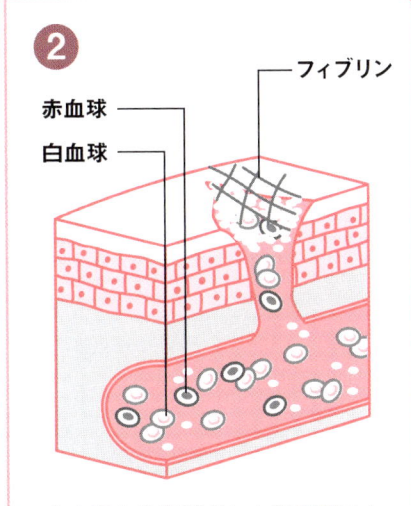

❷

- 赤血球
- 白血球
- フィブリン

血小板から放出された凝固因子からフィブリンができ血液凝固を促進する

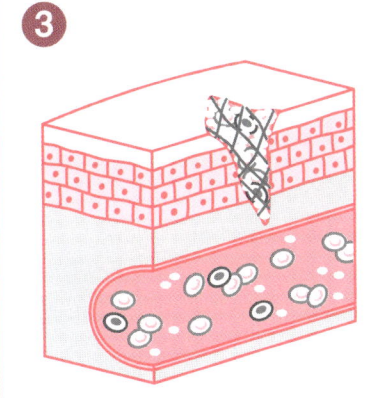

❸

フィブリンが血小板と赤血球を捕える

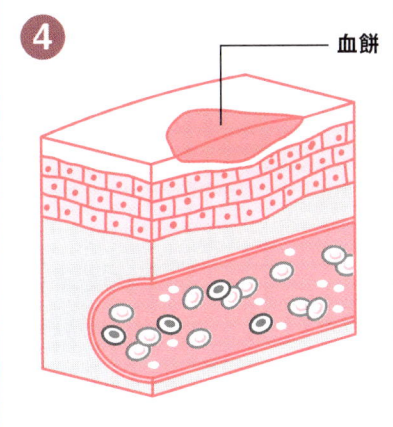

❹

- 血餅

傷口がフィブリン，血小板，赤血球，白血球で塞がれると，フィブリンが収縮し，血餅ができる。こうして止血が完了する

Chapter 4-12 カルシウムは生命の基本だ

99％は骨と歯の成分

　カルシウムは人体で最も多いミネラルで，全体重の約2％に相当する。体重60kgの人には約1,200gものカルシウムがある。もともとカルシウムは金属だが，人体では金属としてではなく，リン酸とくっついて**ハイドロキシアパタイト**という固くて丈夫な結晶になっている。

　ハイドロキシアパタイトは固くて丈夫という特徴を生かし，骨や歯をつくっている。人体にあるカルシウムの99％は骨や歯にあり，残りのわずか1％が血液中に溶けている。

　まず，カルシウムの99％を占める骨からみていこう。人体の骨組みはビルディングの鉄骨構造と似ているが，次の2点で異なる。

　1点めは，ビルディングの骨組みの主成分は鉄であるが，人体ではカルシウムであること。

　2点めは，ビルディングを一度建てたら，もはや骨組みの主成分である鉄を加えなくてよいが，人体では骨の主成分であるカルシウムを絶えず加え続けねばならないこと。

　もしヒトがカルシウムを十分に摂取しないなら，カルシウム不足におちいる。これが度を超すと，**骨粗しょう症（オステオポロシス）**という病気にかかりやすくなる。「オステオ」は骨が細く弱くなることで，「ポロシス」は穴だらけという意味である。

　今度は，血液中に溶けているカルシウムについて考えてみよう。カルシウムの働きは，筋肉を収縮させ，神経細胞から神経細胞にシグナルを伝え，酵素を元気にし，血液を凝固させ，血圧をコントロールすることだ。カルシウムは人が生きるために必須の役割を果たしている。

　ヒトは，カルシウムイオンなしに1日も生きることはできないにもかかわらず，多くの日本人はカルシウムの摂取がまだ不十分だ。

File 63 人体で最も多いミネラル「カルシウム」

骨と歯をつくり，からだを土台から支える

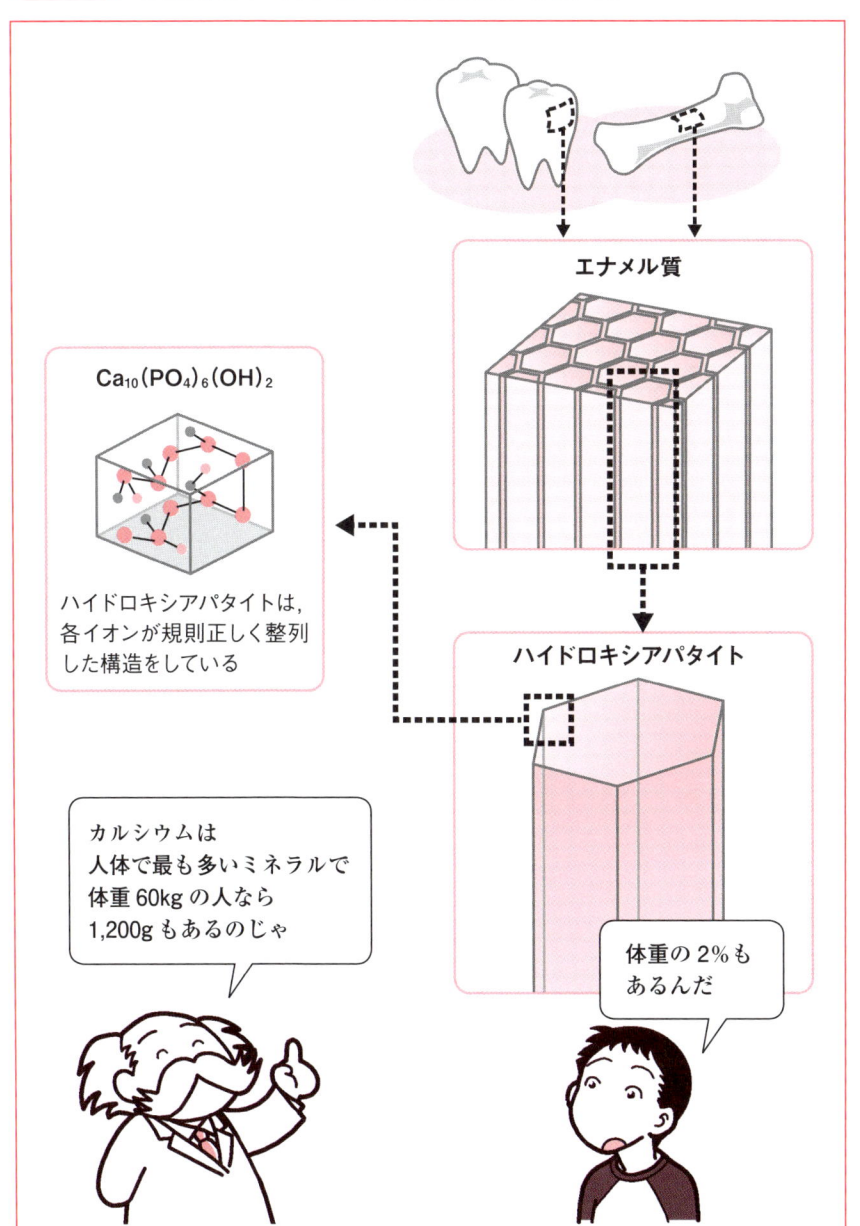

エナメル質

$Ca_{10}(PO_4)_6(OH)_2$

ハイドロキシアパタイトは，各イオンが規則正しく整列した構造をしている

ハイドロキシアパタイト

カルシウムは人体で最も多いミネラルで体重60kgの人なら1,200gもあるのじゃ

体重の2％もあるんだ

Chapter 4-13 生体はどのようにカルシウムを利用するのか？

骨の中のカルシウムと血液中のカルシウム

　体内でカルシウムが利用される様子をみていこう。

　ヨーグルト，ブロッコリー，ミルクなどのカルシウム豊富な食べものを食べれば，25～50％が体内に吸収される。そして残りの50～75％は，便として体外に排泄される（右頁❶）。

　食べてしばらくすると，カルシウムは胃を通って小腸に到着する（右頁❷）。小腸でカルシウムは，**ビタミンD**の協力を得て吸収される（右頁❸）。カルシウムだけをガムシャラに摂ってもビタミンDが不足すれば，カルシウムはからだを素通りし，排泄される。カルシウムとビタミンDを同時に摂る必要がある理由はここにある。

　血液中のカルシウム量と骨の中のカルシウム量は，反対の働きをする2つのホルモンによってコントロールされている（右頁❹）。**カルシトニン**は血液中のカルシウムを骨に移動させ，反対に，**副甲状腺ホルモン**は骨のカルシウムを血液中に移動させる。副甲状腺ホルモンの働きが強過ぎれば，骨が弱くなる。

　生体にあるカルシウムの99％が骨に存在するからといって，骨がカルシウムだけで形成されていると誤解してはならない。骨には**マグネシウム**も蓄えられていて，必要に応じて血液中に放出されている。このように，骨は生体の支持組織であるばかりか，ミネラルの貯蔵庫にもなっている。

　血液中に溶けているカルシウムは，人体の保持するカルシウム総量の1％にすぎない。この1％のカルシウムが，筋肉の収縮，血液凝固，神経細胞から神経細胞へのシグナルの伝達を担っている。だから，「わずか1％のカルシウム」と軽視してはいけない。

　　もしカルシウムを十分に摂らなかったらどうなるんですか？

　　血液中のカルシウムが不足してしまう。血液中のカルシウム量は不足させるわけにはいかないから，不足分を骨から血液中にカルシウムが溶け出すことで補うことになるのじゃ。骨粗しょう症は，その流出速度が高まることが原因で起こるのじゃ。

File 64 生体でのカルシウムの使われ方

骨の中のカルシウムと血液中のカルシウムの働き

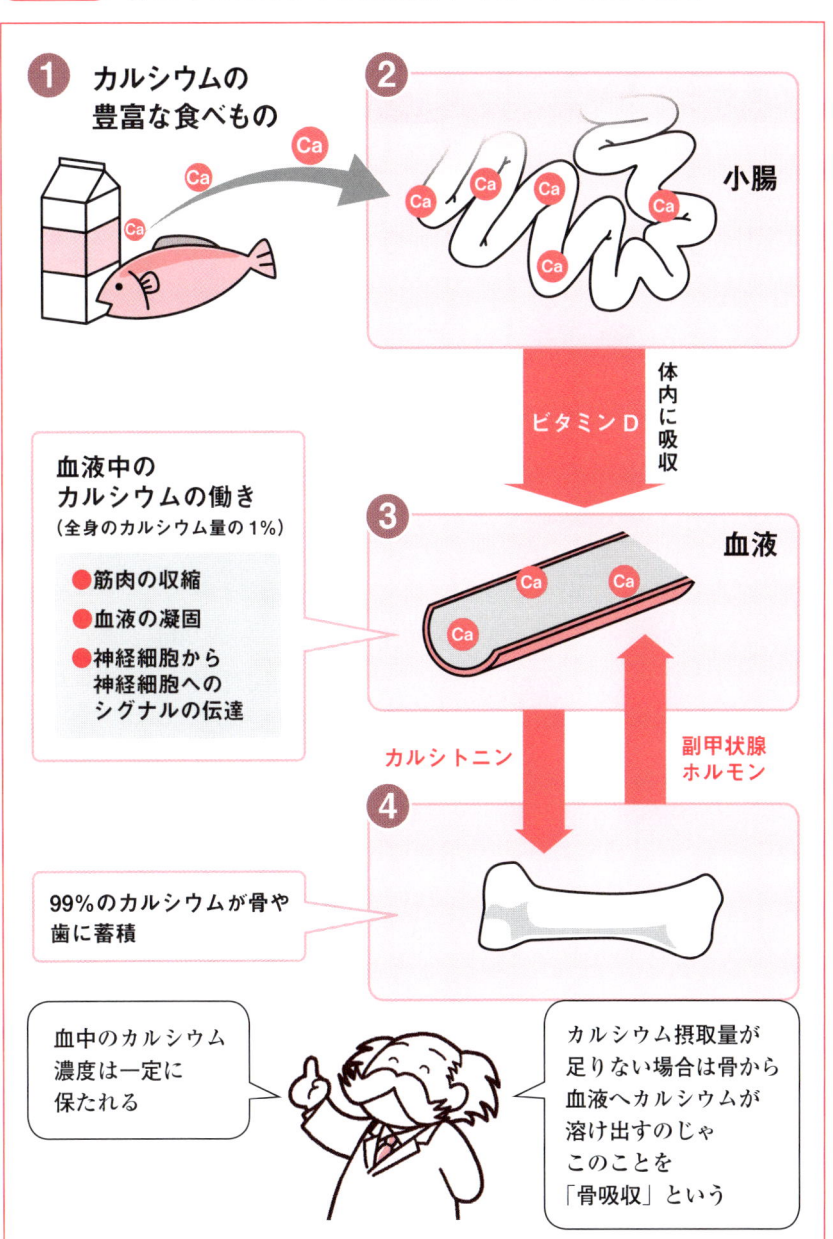

① カルシウムの豊富な食べもの

② 小腸

体内に吸収（ビタミンD）

血液中のカルシウムの働き（全身のカルシウム量の1%）
- 筋肉の収縮
- 血液の凝固
- 神経細胞から神経細胞へのシグナルの伝達

③ 血液

カルシトニン ／ 副甲状腺ホルモン

④

99%のカルシウムが骨や歯に蓄積

血中のカルシウム濃度は一定に保たれる

カルシウム摂取量が足りない場合は骨から血液へカルシウムが溶け出すのじゃ このことを「骨吸収」という

Chapter 4-14 高齢者を襲う骨粗しょう症

原因は骨量の減少

　骨粗しょう症が発症すると，年齢とともに背骨が曲がっていく。背骨が曲がると窮屈だし，歩くのも不便である。だが，問題はそれだけにとどまらない。骨が弱体化しているから，ほんのわずかのショックでも骨折する。

　たとえば，信号待ちをしていて色が緑に変わり，足を一歩踏み出したとたんに足を骨折する。あるいは，くしゃみをしただけで胸の骨が折れたという例もある。運の悪い場合，腰の骨が折れて起きあがることができなくなる。これが寝たきり老人が発生する主な原因の1つなのである。

　骨粗しょう症はとても恐ろしい病気だが，珍しいものではない。米国では約2,500万人，日本では約1,000万人が苦しんでいる。

　まず，骨の量と年齢の関係をみていこう。歳をとるにしたがい，男女とも骨の量が減少していく。男性の骨の減少はゆるやかなのにくらべて，女性の骨はとても急激なのだが，これについては次項で述べる。さて，骨量が減るにしたがって背丈が縮みやすくなり，腰が曲がりやすくなり，最終的に骨が折れやすくなる。骨量が減るのだから，骨が弱まるのは当然である。

　次に，正常な骨と骨粗しょう症の骨を比較してみよう。骨は3層構造になっている。すなわち，骨の中心にある**骨髄**，骨髄を包んだ柔らかいスポンジ状の骨（**スポンジ層**），最も外側をガードしている硬い骨である。正常な骨のスポンジ層はかなり厚いことに注意しよう。

　対照的に，骨粗しょう症の骨ではスポンジ層がずいぶん薄くなっている。また外見からは判断しにくいが，外側の硬い骨からもカルシウムが失われている。つまり骨をつくっている**コラーゲン**と**カルシウム**が，スポンジ層と外側の硬い骨から流出してしまったのである。

> カルシウムを摂らなければ，軽い骨，つまり比重の低い骨になる。30歳代に骨をしっかりと蓄えておかないと，歳をとってから骨粗しょう症に苦しむことになるぞ。

File 65 骨粗しょう症の症状

スポンジ層が薄くなる骨粗しょう症の骨

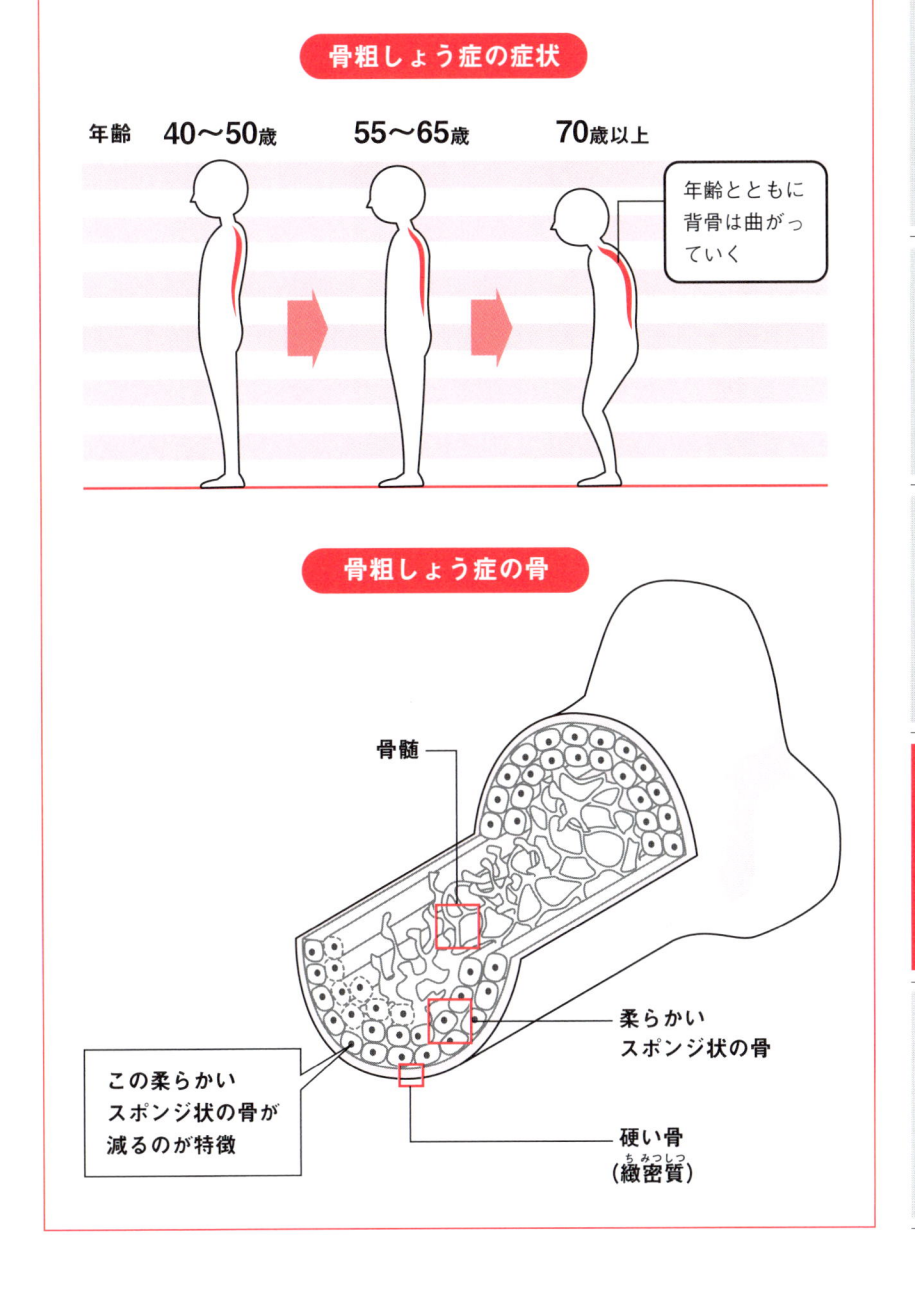

骨粗しょう症の症状

年齢　40〜50歳　　55〜65歳　　70歳以上

年齢とともに背骨は曲がっていく

骨粗しょう症の骨

骨髄

柔らかい
スポンジ状の骨

硬い骨
（緻密質）

この柔らかい
スポンジ状の骨が
減るのが特徴

141

Chapter 4-15 骨と女性ホルモン

エストロゲンが低下すると…

　わが国の45歳以上の3人に1人，特に60～80歳の女性の50～70％が骨粗しょう症にかかり，この結果，65歳以上の女性の25％に骨折が起こっているといわれている。骨粗しょう症には明らかな性差があって，女性が男性よりも5～6倍もかかりやすい。

　女性ホルモンの**エストロゲン**には，しくみは不明だが，骨からのカルシウムの溶け出しを防ぐ働きがある。エストロゲンは女性の骨を強くしている。だが，閉経によってエストロゲンが低下すると，カルシウムが骨に不足し，骨粗しょう症になりやすいのである。

　それなら，閉経した女性にエストロゲンを与えれば骨粗しょう症は防げると予測できる。実際に米国で行ったところ，成果をあげている。

カルシウム流出は動脈硬化の原因にもなる

　骨からのカルシウム流出は骨粗しょう症を引き起こすだけでなく，**動脈硬化**の原因にもなっている。加齢によって，**ビタミンD**と**カルシトニン**の分泌量が下がる。小腸から血液にカルシウムを移動させるビタミンDが不足することで，血液中のカルシウムが足りなくなる。そこで，副甲状腺ホルモンが大量に分泌され，骨の中から血液中にカルシウムが過剰に溶け出してくる。

　だが，カルシトニンの分泌量が下がるため，血液中の余ったカルシウムが骨に戻らない。こうして骨ではカルシウムが不足し，骨粗しょう症に苦しむ。

　対照的に，血液中のカルシウム量はどんどん増えていき，余った分は血管に蓄積する。こうして血管は硬くなり，柔軟性が低下し，破れやすくなる。この状態を動脈硬化と呼んでいる。骨粗しょう症と動脈硬化の原因はカルシウム不足なのである。

> 骨粗しょう症対策として何より大切なのはしっかりとカルシウムを摂ることじゃ。あとは運動をすること。年寄りでもカルシウムの流出速度を遅れさせることが可能じゃぞ。

File 66 骨からのカルシウム流出

カルシウム流出は動脈硬化ももたらす

カルシウムが不足すると…

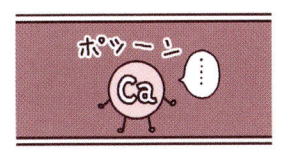

カルシウム不足

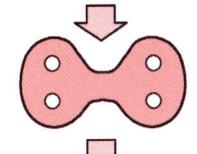

副甲状腺ホルモンの大量分泌

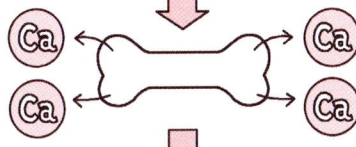

骨からカルシウムが溶け出す

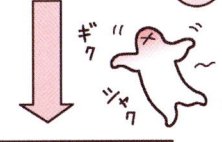

骨粗しょう症

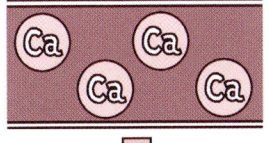

血液の中に過剰な量のカルシウム

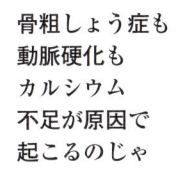

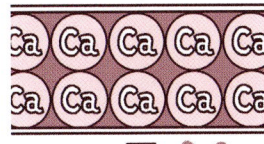

血管にカルシウムが溜まりやすくなる

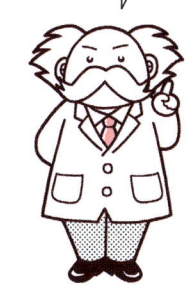

動脈硬化

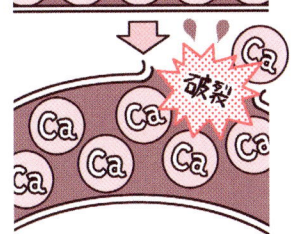

> 骨粗しょう症も動脈硬化もカルシウム不足が原因で起こるのじゃ

Column

遺伝子の欠陥を修正するビタミンとミネラル

　ヒト遺伝子の塩基配列を決定する技術が格段に進歩し，価格もどんどん下がっている。数年以内に10万円ほどになるという。誰でも自分のもつ遺伝子には興味があるし，知りたい。知りたくないとすれば，遺伝子の欠陥が明らかになるのを恐れるからだ。

　UCバークレイ（カリフォルニア大学バークレイ校）のジャスパー・ライン教授のグループは，個人が自分の遺伝子を知ることのメリットを発見した。そのメリットというのは，遺伝子に存在する欠陥をビタミンとミネラルの摂取によって修正できるということである。

　彼は，こういう。「過去20年間にわたり，人の病気にかかわる遺伝子がどんどん発見されてきた。これは，生物学的には興味深く，遺伝学的には重要であり，この情報を受け取った人には恐怖を与えてきた。だが，私は，人々が遺伝子を知ることによって利益を得ることがあるかもしれないと思い，研究をつづけてきた」

　ライン教授のグループが発見し，「米国アカデミー紀要」という超一流の科学雑誌に発表したのは次のことだ。

　ヒト遺伝子は人それぞれ微妙に違っているため，酵素の性能もレベルも個人により大きな差がある。ある人の酵素の働きは低い。だが，単にビタミンを摂取すれば，たとえ働きが低下した酵素であっても，正常に働くようになる。

　同グループは，メチレン四水素化葉酸脱水素酵素の変異に着目した。この酵素はビタミンB群の仲間である葉酸を補因子とし，ヒトのDNAをつくるために働いている。この酵素を指令する遺伝子に変異が起これば，酵素の働きが落ちる。しかも，この酵素に変異のある人は，人口の40％に達する。

　そこで変異のある遺伝子を酵母に入れたところ，予測どおり，酵素の働きは低下した。しかし培地に葉酸を添加したところ，酵素の活性は完全に回復したのである。

　私たちのもつ遺伝子の欠陥がビタミンやミネラルの摂取によって修正可能なことが判明した。この意義は大きい。

第 5 章

からだの情報学

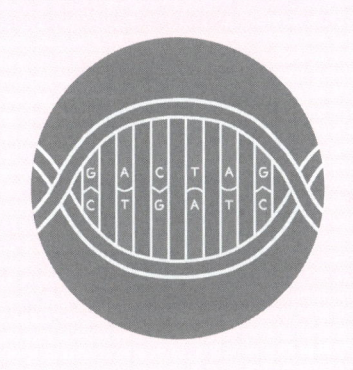

Chapter 5-1 親から子へ，細胞から細胞へ伝わる遺伝子

親子が似ているのは遺伝子のおかげ

　生物学的な特徴や性格は親から子，子から孫へと垂直に伝わっている。この垂直の伝達を成り立たせているのが，**遺伝**である。遺伝のしくみを調べる学問が**遺伝学**である。

　親から子，子から孫へと代々に伝わる特徴は「情報」だから，「**遺伝情報**」とも呼ぶ。そして遺伝情報を伝える1つの単位を**遺伝子**という。

　ここに述べたのは，親から子への遺伝であるが，遺伝には別のタイプがある。それは，同一人物の体内で，細胞が分裂して新しい細胞ができることである。

細胞は常に入れ替わっている

　細胞には寿命があり，寿命の尽きた細胞は死んでいく。赤血球の寿命は120日，好中球や血小板の寿命は10日である。だから，半年も経てばヒト細胞のほとんどが新しいものに置き換わっている。しかし依然としてAさんはAさんのままであり，Bさんに変わることはない。

　このことを生化学者**ルドルフ・シェーンハイマー**が実験で証明した。まず，重窒素で標識したアミノ酸をエサに混ぜてネズミに3日間食べさせ，排泄された標識アミノ酸を調べたところ，尿中に約30％，糞中にはわずか2％の標識アミノ酸が見つかった。残りはどこにいったのかというと，標識アミノ酸56％は，ネズミのからだをつくるタンパク質に組み込まれ，しかも全身に分布していた。

　そのうえ，ネズミの体重は3日間変わらなかったから，新たにつくられたタンパク質と同じ重さのタンパク質が猛烈なスピードで壊されたことがわかる。

　生命体を構成する物質は，表面上は何の変化も見えないが，実際には，生命体を構成する物質の合成と分解が休むことなく続いている。この現象を**動的平衡**という。

File 67 動的平衡

生命体を構成する物質の合成と分解が休むことなく続いている

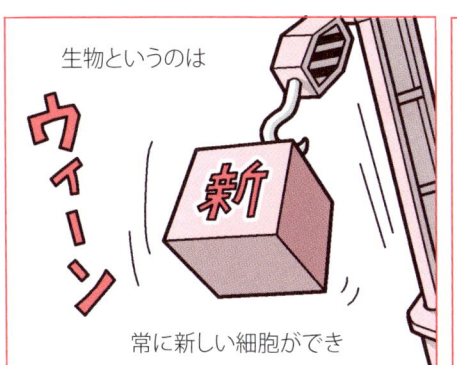

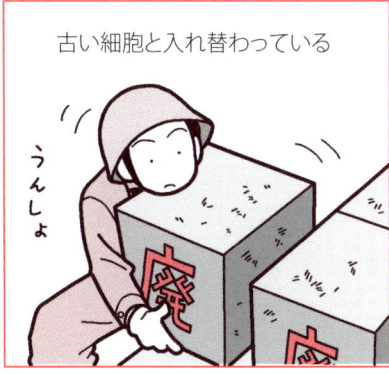

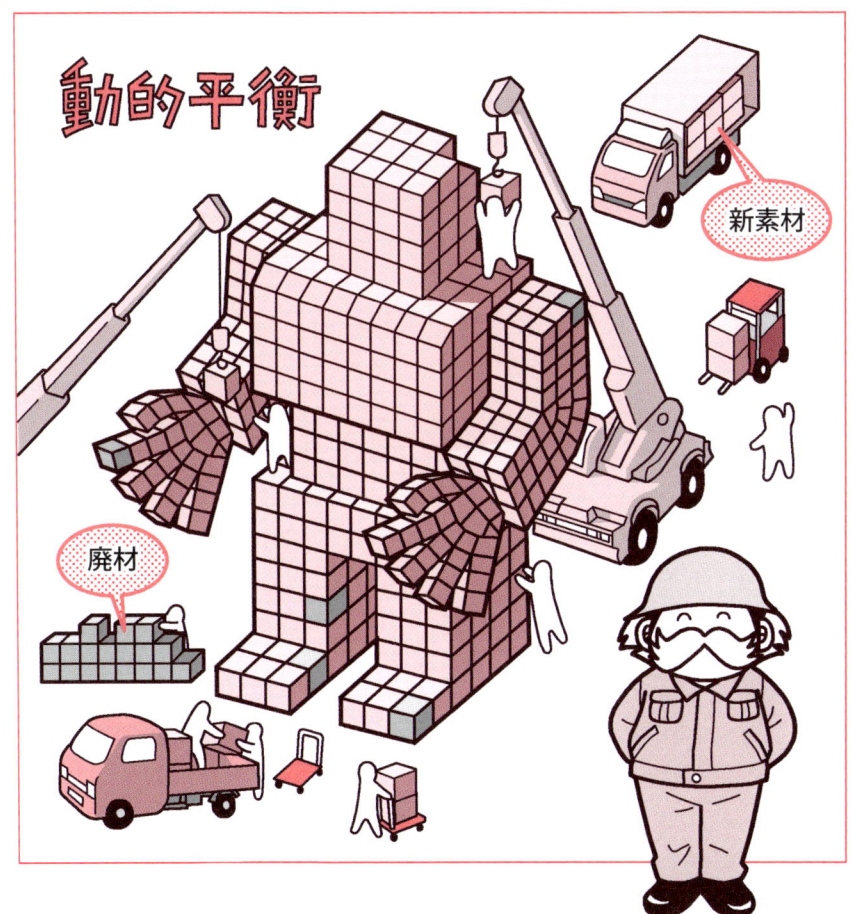

生物というのは
ウィーン
新
常に新しい細胞ができ

古い細胞と入れ替わっている
うんしょ
廃

動的平衡

新素材

廃材

Chapter 5-2 遺伝子の居場所

ヒト遺伝子は核の中にある

　親から子への遺伝でも，同一人物の体内で細胞が分裂する際の遺伝でも，遺伝情報の伝達を担っているのは，遺伝子である。

　では，遺伝子はヒトのからだのどこにあるのか？　まず，遺伝子の居場所を探してみよう。その際に，人体を1つの箱とみなすとわかりやすい。

(a) 人体は骨，筋肉，皮膚，血液，神経，歯や髪などからできている。これらは約10μm（ミクロン）の細胞がたくさん集まってできたものだ。別の表現をすれば，人体という箱の中には多数（約60兆個）の細胞が入っている。だが，この細胞もまた箱になっている。

(b) 細胞という箱を開けると，さまざまな部品が見えてくる。細胞のほぼ真ん中あたりに**核**があり，核の中にヒト遺伝子の一式，**ゲノム**がある。

(c) このゲノムもまた箱になっていて，その中に23対（46本）の**染色体**がある。染色体には多くの遺伝子が入っている。

(d) 46本の染色体のうちの1本を拡大してみた。染色体という名前の由来はこうだ。顕微鏡で核の中を覗くと細胞が分裂しているときだけ色素に染まって見える物質が見つかった。それで，この物質のことを染色体と呼ぶようになった。

(e) 染色体という箱を開けると，**クロマチン**と呼ばれる単位が見える。

(f) クロマチンの箱の中にはいくつかの**ヌクレオソーム**が見える。ヌクレオソームとは，**ヒストン**という丸いタンパク質にDNAという糸を巻いた形をしたものだ。

(g) そしてヌクレオソームの中を開けると二本鎖のとても長い糸が見つかった。これが遺伝情報を運ぶ**DNA**である。

　ヒトの遺伝子の数は約2万2,000個。ちなみにショウジョウバエが1万3,000個，トウモロコシ3万個，イネは5万個となっておる。

　へぇ？　ヒトがダントツで多いと思ってました。

148

ヒト遺伝子

File 68

ヒトの細胞，染色体，そして遺伝子をみてみよう

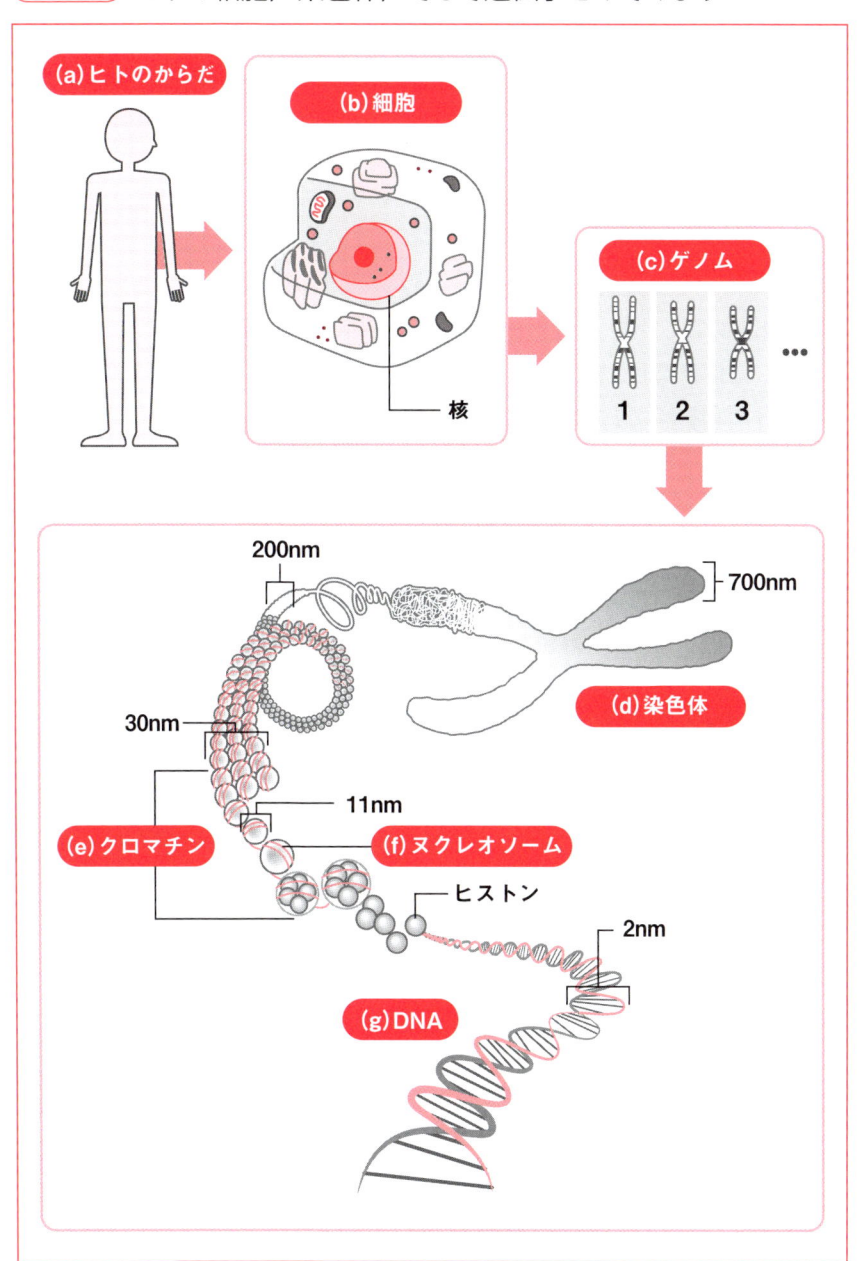

(a) ヒトのからだ

(b) 細胞 — 核

(c) ゲノム — 1, 2, 3 …

(d) 染色体 — 700nm, 200nm

(e) クロマチン — 30nm

(f) ヌクレオソーム — 11nm, ヒストン

(g) DNA — 2nm

第1章 からだの中で起きていること
第2章 からだをつくる分子たち
第3章 生体の触媒
第4章 ヒトが生きていくために
第5章 からだの情報学

Chapter 5-3 ゲノムとは何か？

ヒトの染色体は23種類

　細胞の核に保管されているすべての染色体のことをゲノムと呼んでいる。ゲノムとは，遺伝子（ジーン）と染色体（クロモソーム）の合成語である。ゲノムには棒状の染色体（遺伝子の集まり）が合計46本（23対）ある。その内訳は，2本で1対となる**常染色体**が44本（22対），そして**性染色体**が2本（**X染色体とY染色体**）ある。

　ヒトには**体細胞**と**生殖細胞**がある。体細胞とは皮膚，爪，髪，心臓，肝臓，膵臓などにあるふつうの細胞のことで，私たちが生きるために必要な細胞である。体細胞には染色体のコピーが2セット（1対）あることから，**2倍体**と呼んでいる。

　一方，生殖細胞とは精子や卵子のことで，その役割は子孫を残すことである。生殖細胞は，タンパク質の合成には一切使われず，子孫を残すためにのみ利用される。生殖細胞には染色体のコピーが1セットしかないことから，**1倍体**と呼んでいる。

　男性の生殖細胞（精子）には，体細胞の半分にあたる22本の常染色体，性染色体としてXまたはYがある。すなわち，X染色体をもつ精子とY染色体をもつ精子の2種類がある。これに対して，女性の生殖細胞（卵子）には，22本の常染色体と1本のX染色体がある。すなわち，卵子のもつ性染色体は必ずXである。

　23種類の染色体を特定するために名前をつけねばならないが，その方法はいたって簡単。長い順に1, 2, 3, …………23番という具合に番号で呼んでいる。すなわち，最も長いのが第1番染色体，次が第2番染色体……最も短いのが第21番染色体，そして23番が性染色体である。

> **知っておこう　性別はこうして決まる**
>
> 常染色体は2対になっていて，一方は母，一方は父から遺伝情報を受け取る。性染色体も父と母から1本ずつ受け取るが，母からはX染色体しかもらえないので，父からX染色体をもらうと女，Y染色体をもらうと男になる。

File 69 体細胞と生殖細胞の染色体

男性の生殖細胞は2種類，女性は1種類

体細胞と生殖細胞の男女比較

	体細胞		生殖細胞	
	臓器, 皮膚, 髪など		精子・卵子	
	常染色体	性染色体	常染色体	性染色体
男性	44本	X, Y	22本	XまたはY
女性	44本	X, X	22本	X

ヒトゲノムと染色体の長さ

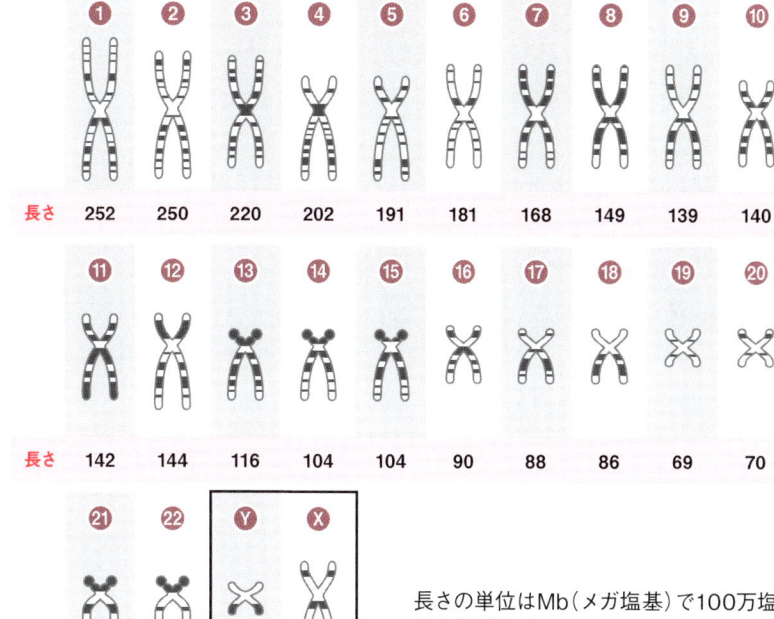

番号	1	2	3	4	5	6	7	8	9	10
長さ	252	250	220	202	191	181	168	149	139	140

番号	11	12	13	14	15	16	17	18	19	20
長さ	142	144	116	104	104	90	88	86	69	70

番号	21	22	Y	X
長さ	45	47	38	163

長さの単位はMb（メガ塩基）で100万塩基を表現する。
すなわち第1染色体の長さは2億5,200万塩基, 第22染色体は4,700万塩基ということ。

Chapter 5-4 ヒトゲノムのごく一部分が遺伝子である

98％の遺伝子はDNAとして働いていない

　ヒトゲノムの1本の染色体には約1億の塩基が並んでいる。これをまっすぐに伸ばすと3.3cmになる。だから，DNAは直径2nm（ナノメートル）でできた長さ3.3cmの糸とみなせる。

　ちなみに1個の細胞にあるすべてのDNAをまっすぐに伸ばすと2mにも達する。2mの長さの糸がわずか数μm（ミクロン）の核に収納されているとは，驚きである。

　これだから，糸がヒストンのまわりをぐるぐる巻いたヌクレオソーム，そしてヌクレオソームが複雑に絡まり合ったクロマチンという超コンパクトな構造をとらざるを得ないのだ。

　では，細胞にあるDNAのすべてが遺伝子かというと，そうではない。細胞がタンパク質をつくる際の料理本となり，タンパク質のアミノ酸配列を指令する遺伝子はDNA全体の2％にすぎない。これは誤植ではない。残りの98％のDNAは，遺伝子として働いていないのである。では，何をしているかというと，まだ解明できていない。

　筆者はこう想像する。ヒトは，それまで使用してきた遺伝子よりもさらに有効で効率の高い遺伝子を新しく獲得することによって進化してきた。そうなれば，古い遺伝子は不要になる。この不要になった古い遺伝子が蓄積したものと思える。ではなぜ，不要になった古い遺伝子を捨てなかったのか？

　環境は絶えず変化を続け，その変化を正確に予測することは不可能である。生きものの特徴は，予測不可能な環境の変化にもうまく対応して生き延びることを試みることだ。このために，ヒトの祖先は，不要になった遺伝子を予備に保存したのである。将来，遺伝子としての意味をもたないDNAの解析が，ヒトの進化のプロセスを明らかにする重要な手がかりになると期待している。

　　右頁に遺伝子の働きをレストランにたとえて表してみたぞ。

File 70 DNAとして働く遺伝子

遺伝子の働きをレストランで表すと…

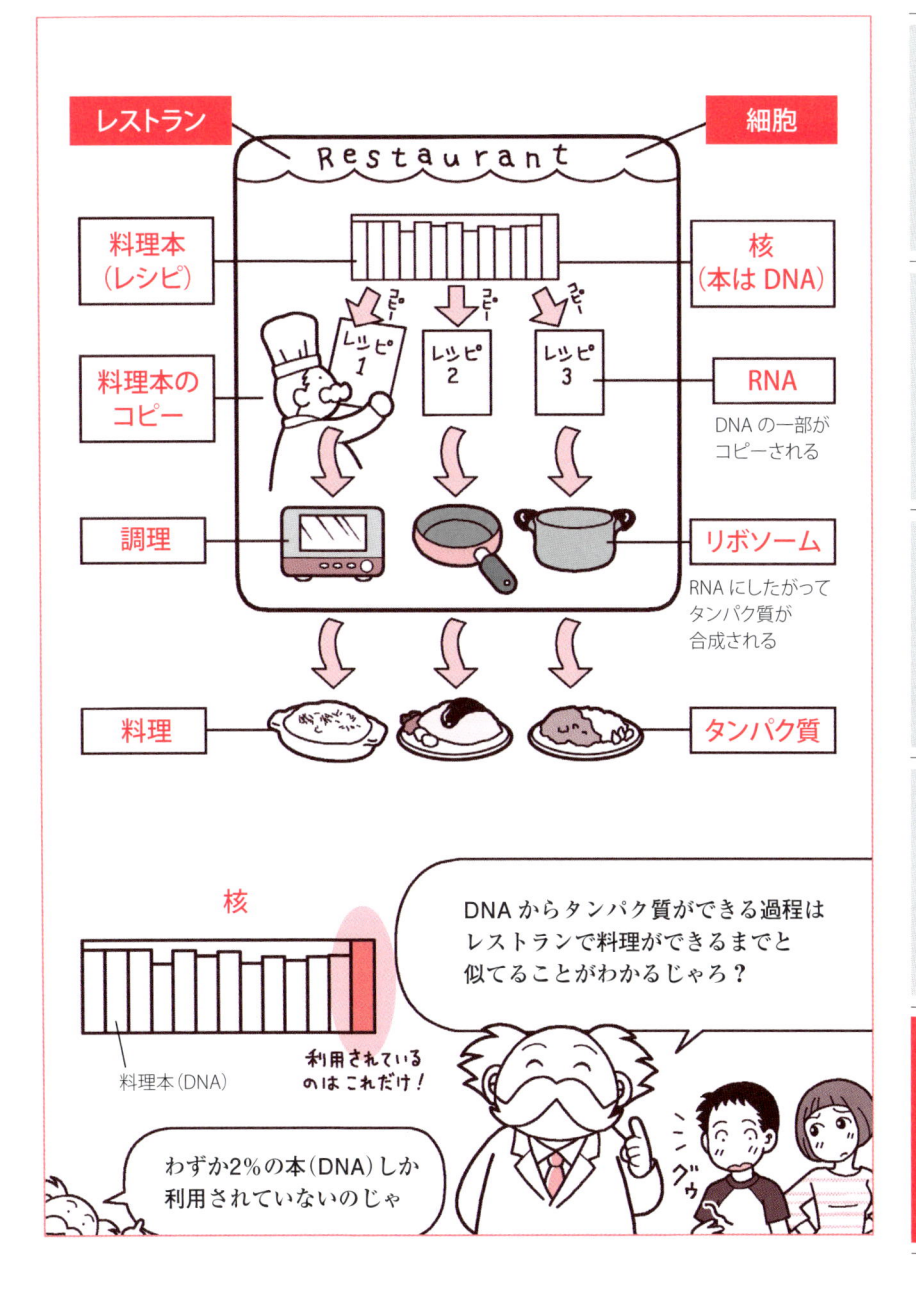

レストラン	細胞
料理本（レシピ）	核（本はDNA）
料理本のコピー	RNA（DNAの一部がコピーされる）
調理	リボソーム（RNAにしたがってタンパク質が合成される）
料理	タンパク質

DNAからタンパク質ができる過程はレストランで料理ができるまでと似てることがわかるじゃろ？

料理本（DNA）

利用されているのはこれだけ！

わずか2％の本（DNA）しか利用されていないのじゃ

5-5 DNAが自らのコピーをつくる「複製」

DNAの形成

　DNAは2本のテープが絡まり合って右巻きのらせんを形成している。それぞれのテープの上にA，G，C，Tの4種類の塩基が長く並んでいる。しかも一方のテープの上にAがあると，もう片方のテープの上には必ずTがあり，AとTが「対」になっている。同じように，GはかならずCと対になっている。

　このようにAとT，GとCが対をつくることを**塩基対**の形成と呼んでいる。生体ではDNAは2本鎖になっていて，塩基対の規則が成り立つ。だから，一方の鎖の**シークエンス**（**塩基配列**）が決まれば，もう一方の鎖のシークエンスは自動的に決まる。このとき互いのDNA鎖は**相補的**であるという。

DNAの役割

　DNAの役割は「**複製**」と「**転写**」である。

　「複製」は，2本鎖DNAが自らのコピーをつくることである。複製することで，新しくできる細胞にDNAを供給するのである。

　複製は2段階に分かれている。第1段階は，絡まり合った2本のDNA鎖の一部分を**DNAヘリカーゼ**という酵素が巻き戻して1本鎖にすること。次に，部分的に1本鎖になった2本のDNAを鋳型にして**DNAポリメラーゼ**という酵素が2本鎖の新しいテープを2組つくる。最初は1組だった2本鎖DNAが，複製によって2組に増えたのである。

　「転写」とは，DNAに相補的な塩基配列をもった1本鎖のRNAができることである。転写を担当するのが**RNAポリメラーゼ**という酵素だ。転写されてできた1本鎖のRNAは，DNAの遺伝情報を正確にコピーしている。遺伝情報という生きものにとって最も大事なメッセージを担っていることから，このRNAを**メッセンジャーRNA**（**mRNA**）と呼んでいる。

DNA の複製

File 71

巻き戻した1本鎖を鋳型にして同じ塩基配列をもつDNAを合成

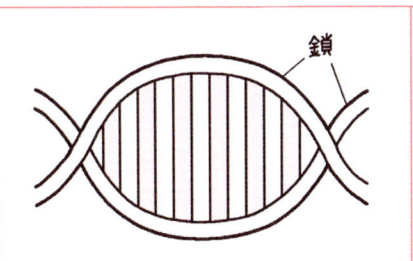

1. 2本鎖でできているDNA

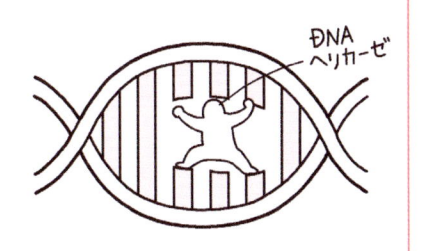

2. DNAヘリカーゼが鎖を巻き戻す

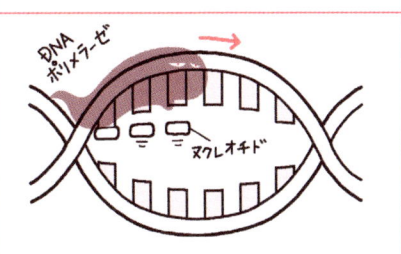

3. 1本鎖にDNAポリメラーゼがとりつき、塩基にヌクレオチドがくっついていく

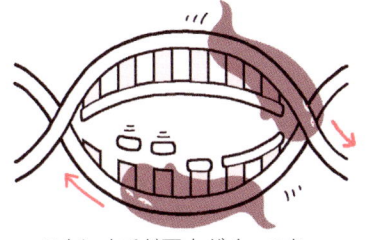

4. ヌクレオチド同士がくっつき、新たな鎖になる反対側の塩基でも同様のことが起きる

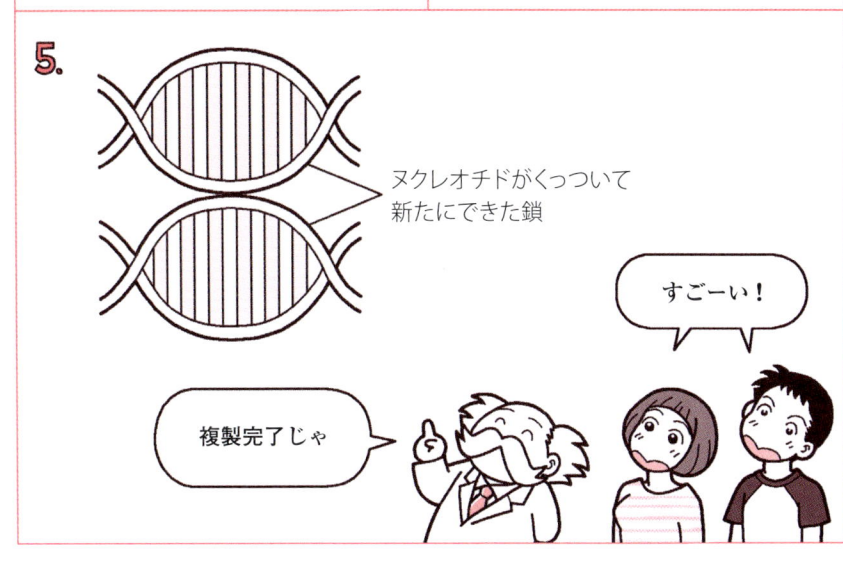

5. ヌクレオチドがくっついて新たにできた鎖

複製完了じゃ

すごーい！

Chapter 5-6 転写のプロセス

DNAの遺伝情報がmRNAにコピーされる

　DNAに記録された遺伝情報がどのようにmRNAに転写され，mRNAからタンパク質に**翻訳**※されていくのか？　本物のDNAは右巻きのらせん構造であるが，ここでは簡略化のために直線で表現する。DNAの塩基配列のことを**DNAシークエンス**と呼んでいる。同じように，RNAの並び方を**RNAシークエンス**と呼ぶ。

　2本のDNA鎖のうち，mRNAと同じ配列のものを**センス鎖**と呼んでいる。ここでは下のDNA鎖がセンス鎖で，そのシークエンスは，CTGATC…………であり，mRNAのシークエンスはCUGAUC…………である。

　お気づきのことと思うが，DNAにあったT（チミン）がmRNAではなくなって，その代わりにU（ウラシル）を用いている。UはTと化学的にそっくりな分子であるため，TとUはまったく同じパターンでAと塩基対を形成する。ここまでが転写である。

　転写を担当するのが**RNAポリメラーゼ**という酵素である。RNAポリメラーゼは1秒間に50塩基をコピーする。稀にエラーもする。その頻度は，10万塩基に1塩基だ。

　右頁のイラストの例では下のDNA鎖CTGATCが相補的なmRNA鎖GACTAGをつくる際の鋳型となっている。上のDNA鎖（センス鎖）は転写のためには使われていないが，下のDNA鎖と二重らせんをつくるパートナーとなっている。

※翻訳 ➡ [File77]

　鋳型って何ですか？

　鋳型とは，もともとは融かした金属を流し込んで金属製品（鋳物）をつくるための型のことじゃ。完成品と型がぴったり合う様が似ていることから，DNAの転写の際にも使われるようになったんじゃ。ちなみに，mRNAがコピーして鋳型をつくるのはDNAの2本鎖のうち片方だけなんじゃよ。

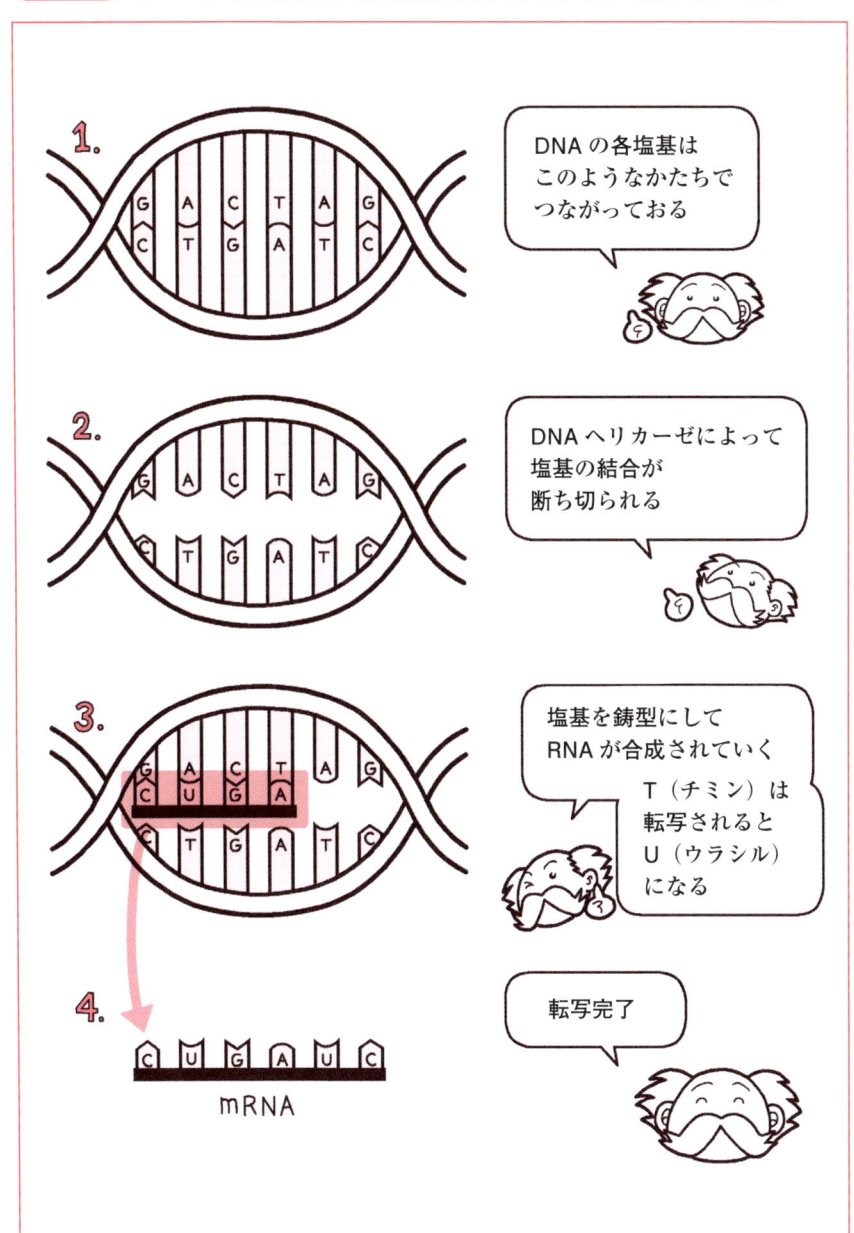

File 72 転写のしくみ

DNAに記録された遺伝情報はどのように転写されるか

1. DNAの各塩基はこのようなかたちでつながっておる

2. DNAヘリカーゼによって塩基の結合が断ち切られる

3. 塩基を鋳型にしてRNAが合成されていく
   T（チミン）は転写されるとU（ウラシル）になる

4. mRNA

転写完了

Chapter 5-7 DNAの情報はDNA → RNA → タンパク質と流れる

セントラルドグマという基本思想

　転写によってできたmRNAは，細胞内を移動してリボソームにたどり着く。リボソームとは，アミノ酸とアミノ酸をつなげてタンパク質を組み立てる工場である。mRNAはリボソームにドッキングし，アミノ酸がどのような順番に並ぶべきであるかを指示する。

　アミノ酸がリボソームの上で次々とつながり，ペプチド結合を形成する。こうしてタンパク質ができる。

　このように遺伝情報は，DNA→RNA→タンパク質の一方向に流れる。1958年，**クリック**はこのことを**セントラルドグマ**（**中心教条**）と強調して表現した。

　しかしその後，遺伝子としてRNAをもつ特別な**レトロウイルス**は，驚くことに，RNAからDNAをコピーすることが確認された。通常とは反対の方向へのコピーなので，これを「**逆転写**」という。この反応を進めるのが**逆転写酵素**である。

　逆転写酵素は，バイオテクノロジーでは欠かすことのできない重要な道具である。たとえば，あるタンパク質を指令する遺伝子を採取したいとき，そのタンパク質をつくるmRNAを取り出し，逆転写酵素を加えると2本鎖DNAができる。

　メッセンジャーRNAから作製したこのDNAを**cDNA**（**相補的DNA**）と呼んでいる。cDNAを大腸菌に入れて増殖させれば，期待どおり，望んでいるタンパク質を大量に生産できる。

　逆転写酵素は非常に有用ではあるが，mRNAをコピーしてDNAをつくる逆転写酵素は，あくまでも例外である。レトロウイルスを除き，生きものはDNAをコピーしてmRNAをつくっている。したがって，セントラルドグマの基本思想は今でも正しい。すぐれた理論がどれほど重要であるか，おわかりいただけるだろう。

File 73 レトロウイルスは"逆転写"を行う

セントラルドグマに従わない例外の発見

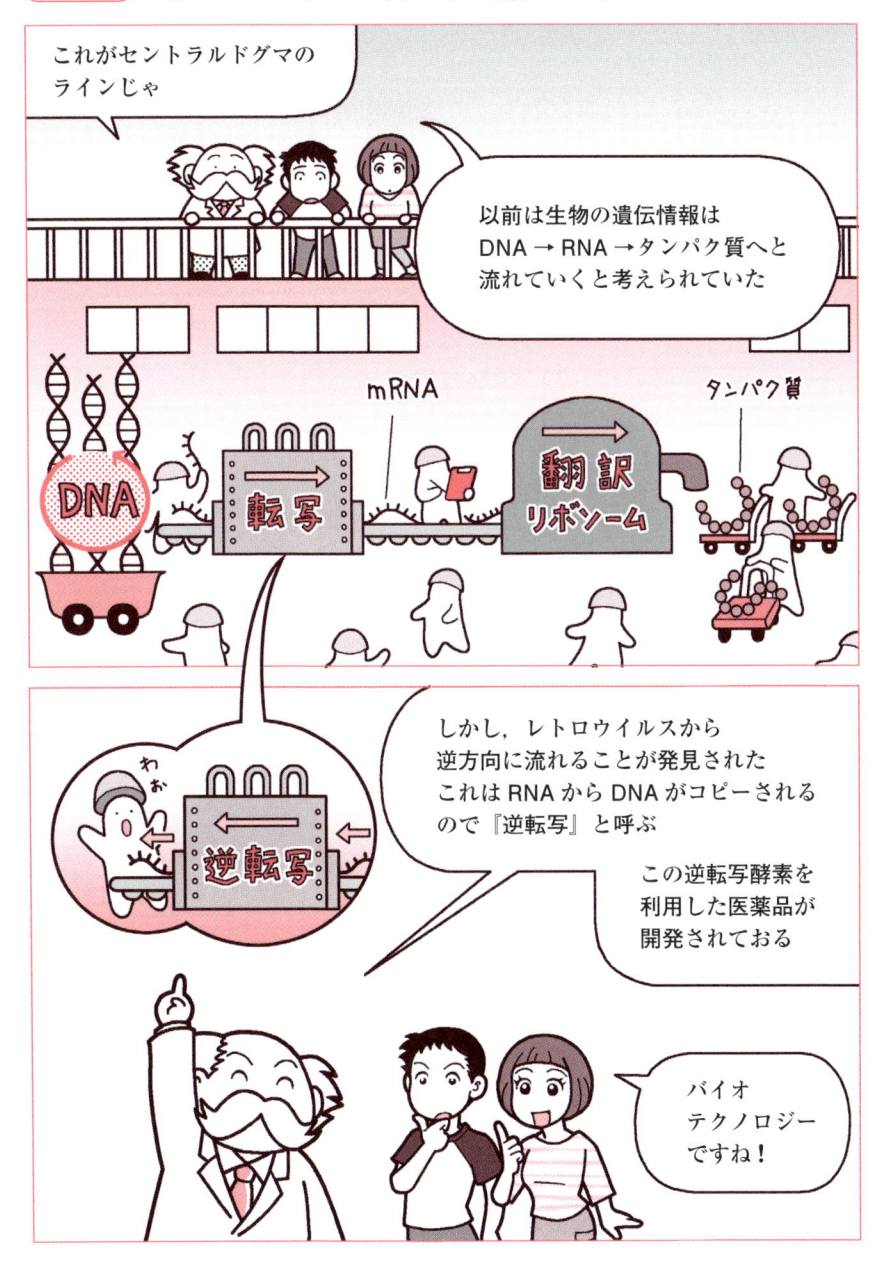

これがセントラルドグマのラインじゃ

以前は生物の遺伝情報はDNA → RNA → タンパク質へと流れていくと考えられていた

DNA　転写　mRNA　翻訳 リボソーム　タンパク質

しかし、レトロウイルスから逆方向に流れることが発見された これはRNAからDNAがコピーされるので『逆転写』と呼ぶ

逆転写

この逆転写酵素を利用した医薬品が開発されておる

バイオテクノロジーですね！

Chapter 5-8 秘密の遺伝暗号

塩基配列をアミノ酸配列に変換

　細胞がタンパク質を生産するには，DNAから転写によってできたmRNAシークエンスが，それぞれのアミノ酸を指令しなければならない。アミノ酸は全部で20種類。これをmRNAの4種類の塩基で指令する。4種類の塩基で20種類のアミノ酸の指令をするのは無理と思えるが，心配無用。この問題を生きものは，文字（塩基）の組み合わせというトリックを用いて鮮やかに解決する。

　RNAの4塩基を文字にたとえ，その組み合わせを考える。4文字の中から2文字を取り出してできる組み合わせは，4×4＝16種類。これではまだ20種類のアミノ酸に指令するには足りない。そこでmRNAから3文字を取り出すと，その組み合わせは，4×4×4＝64種類になる。これなら20種類のアミノ酸を指令するのに十分である。

　mRNAシークエンスでは3つのアルファベットが1組になって，1つのアミノ酸を指定する。mRNAの3塩基のつながり（3連子暗号）を**コドン**と呼んでいる。このコドンが塩基配列をアミノ酸配列に変換する秘密の暗号だ。では，どのコドンがどのアミノ酸に対応するのか。これがわかれば遺伝暗号を解読できる。

　1960年代に，NIH（米国立衛生研究所）の**マーシャル・ニーレンバーグ**は，バクテリア細胞から取り出した**翻訳に必要なシステム**（**無細胞翻訳システム**といい，リボソーム，アミノ酸，**tRNA**[※]を含む）に合成ポリマーを加え，どんなアミノ酸ができるかを調べた。

　彼がポリUを加えたところ，できたアミノ酸はポリフェニルアラニンであった。したがってUUUがフェニルアラニンのコドンである。同じようにして，ポリCを加えると，ポリプロリンができ，ポリAを加えるとポリリジンができた。このことから，CCCがプロリンのコドン，AAAがリジンのコドンであることが判明した。

※ tRNA ➡ ［File76，77］

File 74 塩基の組み合わせでアミノ酸を指令する

64種類の「暗号」で20種類のアミノ酸を指令

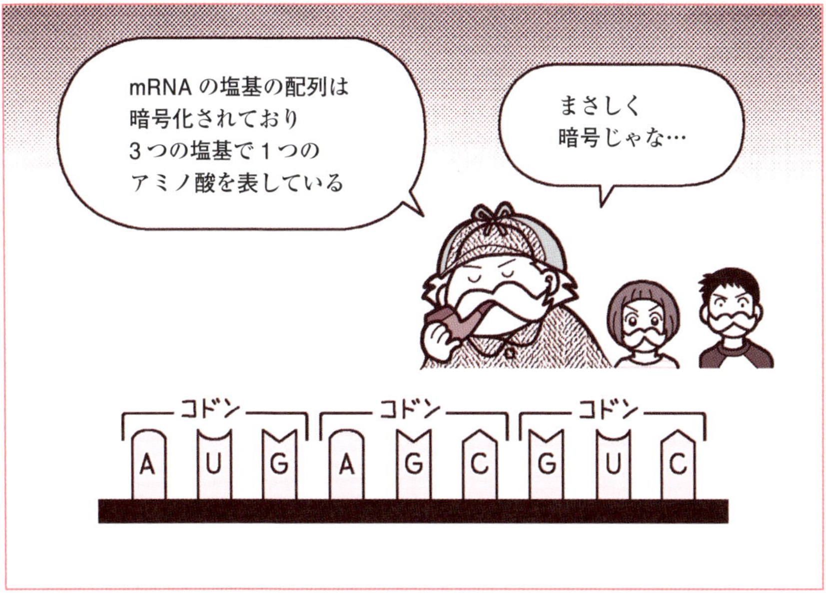

mRNAの塩基の配列は暗号化されており3つの塩基で1つのアミノ酸を表している

まさしく暗号じゃな…

コドン ─ コドン ─ コドン
A U G / A G C / G U C

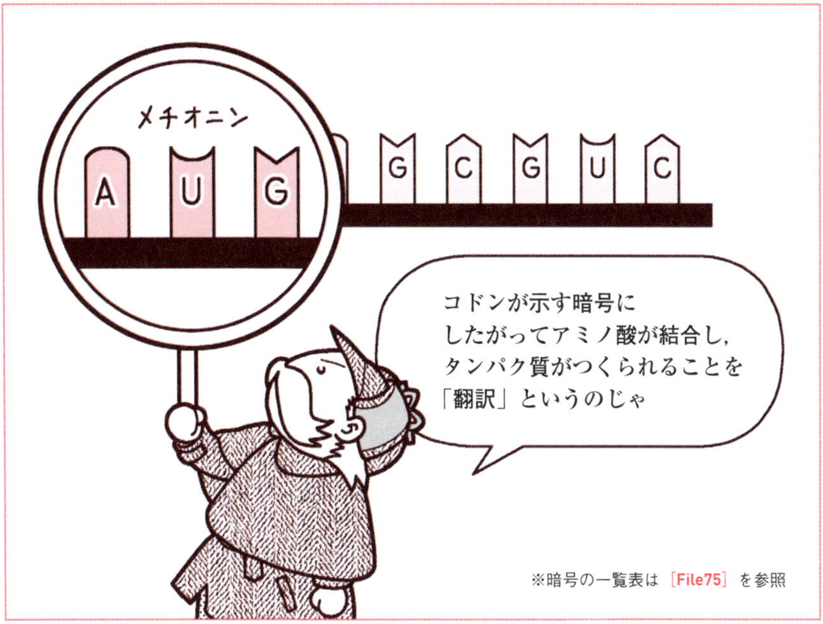

メチオニン
A U G / G C G U C

コドンが示す暗号にしたがってアミノ酸が結合し、タンパク質がつくられることを「翻訳」というのじゃ

※暗号の一覧表は [File75] を参照

Chapter 5-9

大腸菌からヒトまで共通の遺伝暗号表

暗号どおりにタンパク質はつくられる

遺伝暗号表は大腸菌から植物，動物，ヒトにいたるまで，ほとんどすべての生きものに共通である。これだから，ヒトタンパク質を決して生産しない大腸菌やイーストでもヒトタンパク質を指令する遺伝子を導入されれば，この遺伝子の命令にしたがってヒトタンパク質を生産するのである。

遺伝暗号は，非常に長い進化のプロセスを通じて厳密に保存されてきた。なぜなのか？

それは，もしコドンを変更すると，生きものが壊滅的なダメージを受けるからに違いない。1個のコドンを変更するだけで，生きものが生産するすべてのタンパク質の性質を変えてしまう。ある種のタンパク質の変化は，生きものを死滅させてしまう。このためコドンを変えることなく，生きものは進化を続けてきたのである。

だが，遺伝暗号表にしたがわないものがある。ある種の原虫はAGAやAGGをアルギニンとしてではなく，終了コドンと読む。原虫は進化のうえでヒトからかなり離れているから，私たちとは無関係のように思うが，そうではない。

実は，私たちの細胞の中のミトコンドリアもコドンを別の読み方で読んでいる。たとえば，遺伝暗号表でAUAはイソロイシンを指定するが，ミトコンドリアではメチオニンと読む。また，AGAやAGGといったアルギニンを指定するコドンはミトコンドリアでは終了コドンと読まれ，タンパク質の合成が終わる。

このことからミトコンドリアの起源は，かつて別の生きものであったが，原核細胞から真核細胞に進化する際に入り込んできた生きものであると推測されている[※]。

※細胞内共生説。1967年，ボストン大学のリン・マーギュリス教授が提唱。ミトコンドリアはもともと微生物であり原核生物であった。酸素呼吸によってATPを産生できる能力を身に付けており，まだ酸素を利用する機能をもっていなかった原始真核生物と融合。真核生物は現在のように酸素を活用しATPを産生できるようになったとする説

File 75 遺伝暗号表

3つの塩基がDNAシークエンスとアミノ酸を結ぶ

DNAシークエンスとアミノ酸とを結ぶ暗号表

	U	C	A	G
U	UUU, UUC フェニルアラニン UUA, UUG ロイシン	UCU, UCC, UCA, UCG セリン	UAU, UAC チロシン UAA, UAG 終了コドン	UGU, UGC システイン UGA 終了コドン UGG トリプトファン
C	CUU, CUC, CUA, CUG ロイシン	CCU, CCC, CCA, CCG プロリン	CAU, CAC ヒスチジン CAA, CAG グルタミン	CGU, CGC, CGA, CGG アルギニン
A	AUU, AUC, AUA イソロイシン AUG メチオニン 開始コドン	ACU, ACC, ACA, ACG スレオニン	AAU, AAC アスパラギン AAA, AAG リジン	AGU, AGC セリン AGA, AGG アルギニン
G	GUU, GUC, GUA, GUG バリン	GCU, GCC, GCA, GCG アラニン	GAU, GAC アスパラギン酸 GAA, GAG グルタミン酸	GGU, GGC, GGA, GGG グリシン

👧 1つのアミノ酸に対応するコドンは1種類とは限らないんですね。

👦 ほんとだ。頭の2文字が同じで3文字目だけ違うコドンが複数対応しているものがある。

👴 よく気がついた。DNAが何らかのダメージを受けて3番目のリボヌクレオチドが置き換わっても同じアミノ酸が合成されるようになっておる。

Chapter 5-10 全64種類のコドンの働き

アミノ酸に指令を出すのは61種類のコドン

　インド生まれの生化学者**ゴービン・コラーナ**は，ポリAAGを無細胞翻訳システムに加えると，ポリリジン，ポリアルギニン，ポリグルタミン酸ができることを確認した。

　このことから，AAG，AGA，GAAが，これらのアミノ酸のコドンであること，どの読み枠が用いられるかによって生産されるアミノ酸が異なることがわかる。

　クリックによって存在が予測されていたtRNAが，1958年に発見された。すでに存在が知られていた細胞内器官リボソームが，実はタンパク質の生産工場であることが1959年に明らかになった。

　そのうえ1960年代になると，DNAの化学合成も時間をかければできるようになり，コドンが猛スピードで解読されていった。

　たとえば，**UUU**と**UUC**は**フェニルアラニンtRNA**（フェニルアラニンを運ぶtRNA）をリボソームに結合させ，**CCC**と**CCU**は**プロリルtRNA**（プロリンを運ぶtRNA）をリボソームに結合させる［**File75**］。このような実験を積み重ねて1964年，すべてのコドンが解読された。この功績により，**ニーレンバーグ**とコラーナは，1968年度のノーベル医学生理学賞を受けた。

　64種類あるコドンのうち，61種類のコドンがアミノ酸を指令し，3種類が指令していない。アルギニン，セリン，ロイシンは6個のコドンによって指令されるが，平均すれば1つのアミノ酸を指令するコドンは3個である。アミノ酸を指令していない3つのコドンは，終了コドンである。

　終了コドンは，リボソームでのタンパク質の合成を終わらせる。また，タンパク質の合成を始めさせるのがAUGという開始コドンである。このコドンは同時にメチオニンをも指令する。

File 76 すべてのコドンが解読される

塩基配列どおりにアミノ酸を運ぶ"tRNA"

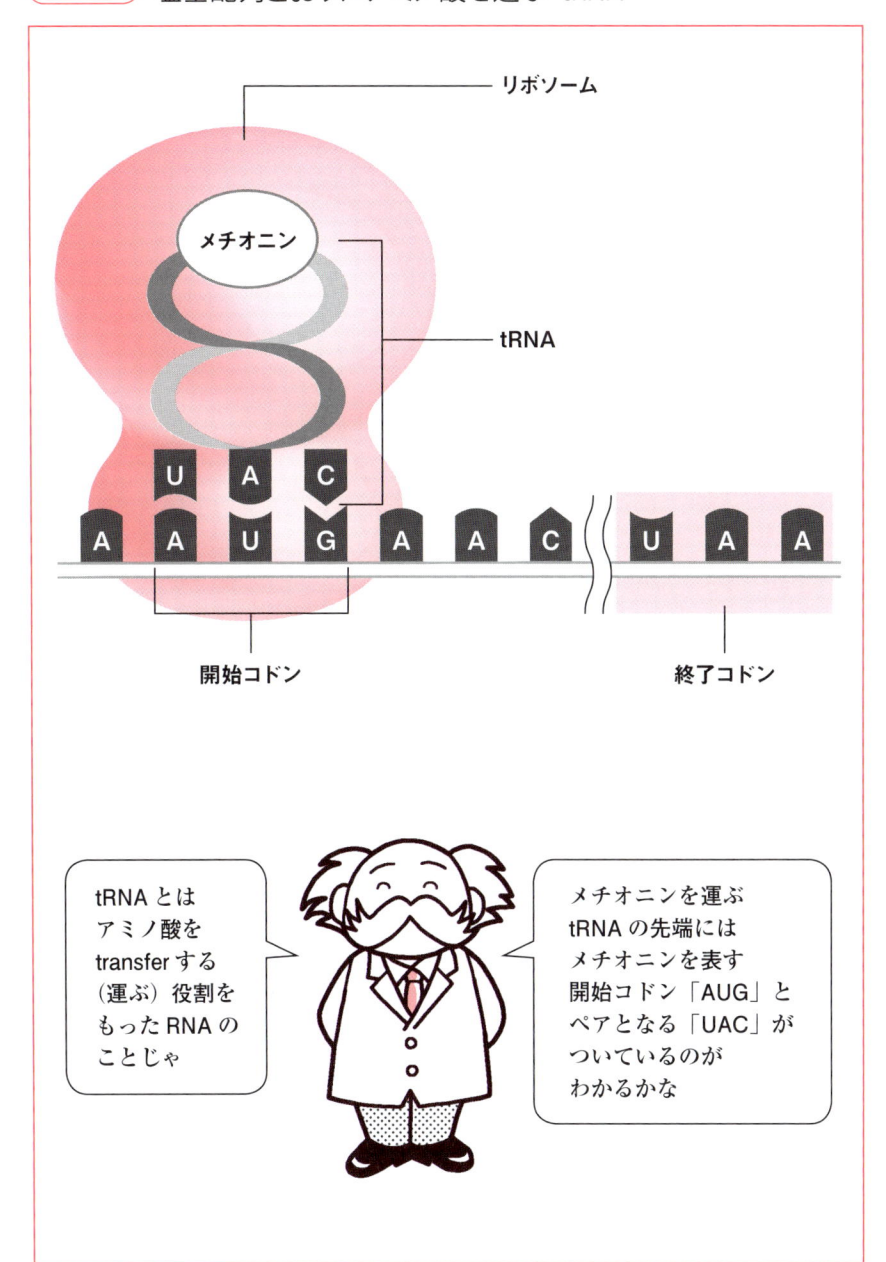

リボソーム

メチオニン

tRNA

U A C

A A U G A A C　U A A

開始コドン　　　　　　　　　終了コドン

tRNAとは
アミノ酸を
transferする
（運ぶ）役割を
もったRNAの
ことじゃ

メチオニンを運ぶ
tRNAの先端には
メチオニンを表す
開始コドン「AUG」と
ペアとなる「UAC」が
ついているのが
わかるかな

Chapter 5-11 翻訳のしくみ

mRNAの情報にしたがってタンパク質ができる

　転写の次は，mRNAの指令にしたがってタンパク質ができる**翻訳**というプロセスである。

　タンパク質の合成を指揮するために，mRNAがベレー帽のような格好をしたリボソームに移動する。リボソームの上で，mRNAからタンパク質が合成される様子をスケッチした［**File77**］。

　リボソームの上では指定されたアミノ酸が次々とペプチド結合を形成することで，指令されたタンパク質ができる。しかし，mRNAによって指令されたアミノ酸がリボソームに歩いてくるのではない。アミノ酸をリボソームに運んでくる専用の分子が用意されている。これを**トランスファーRNA（tRNA）**という。トランスファーは「運ぶ」という意味である。20種類あるアミノ酸すべてに対応するtRNAが存在する。

　mRNAの指令にしたがって，tRNAが自分の担当するアミノ酸を捕えてリボソームに運んでくる。tRNAによって運ばれてきたアミノ酸が，1番，2番，3番，そしてn番という具合に順番に並び，それぞれが化学反応を起こしてペプチド結合ができる。

　こうして生命の司令塔であるDNAに蓄えられた遺伝情報が，mRNAを経由してリボソームに伝えられ，目的とするタンパク質が生産される。ヒトは，きわめて精密なタンパク質の生産システムを用いて生きていることがわかる。

> mRNAのコドンと結合するtRNAのコドンのことを「アンチコドン」というんじゃ。

> 開始コドンでいえば「AUG」に対応する「UAC」のことですね。

> そのとおり！

File 77 「翻訳」のプロセス

リボソーム内でアミノ酸が順番に結合

- 大サブユニット
- 小サブユニット
- リボソーム

リボソームは小サブユニットと大サブユニットというタンパク質からできている

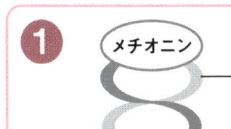

①
- メチオニン
- 最初のアミノ酸であるメチオニンをくっつけたtRNA
- 小サブユニット
- UAC
- ACUUGAAUGAAUUUA — mRNA

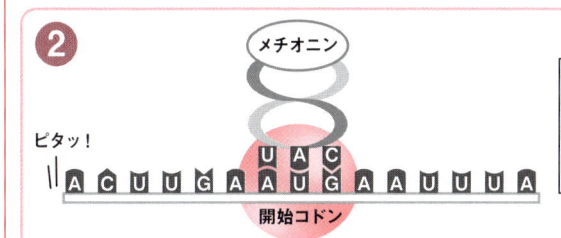

mRNAがリボソームの小サブユニットに近づいていく

②
- メチオニン
- ピタッ！
- UAC
- 開始コドン

開始コドン（AUG）をtRNAが認識するとmRNAの移動がストップ

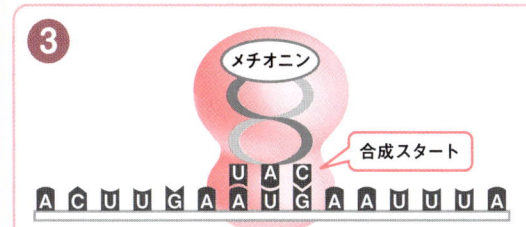

③
- メチオニン
- 合成スタート
- UAC

大サブユニットが登場。小サブユニットと結合することでリボソームが完成タンパク質の合成がスタートする

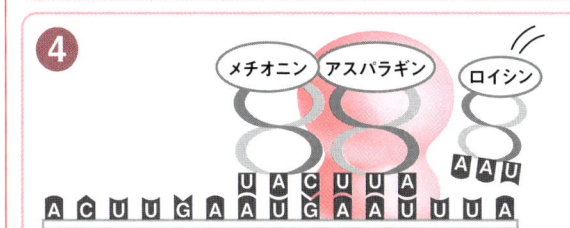

④
- メチオニン／アスパラギン／ロイシン
- UAC UUA AAU
- ACUUGAAUGAAUUUA

翻訳によって塩基の暗号どおりアミノ酸が1つずつ連なりタンパク質が合成されていく

第5章 からだの情報学

167

Chapter 5-12 原核細胞と真核細胞の転写と翻訳のしかた

原核細胞では転写と翻訳はほぼ同時に行われる

　私たちの身の回りには，大腸菌，コレラ，スギ，アサガオ，ネズミ，イヌ，など多くの生きものが住んでいる。地球には実に3,000万種ともいわれるほど多種類の生きものが生息している。だが，生きものを細胞の構造で分けると，**原核生物**と**真核生物**のわずか2種類になってしまう。

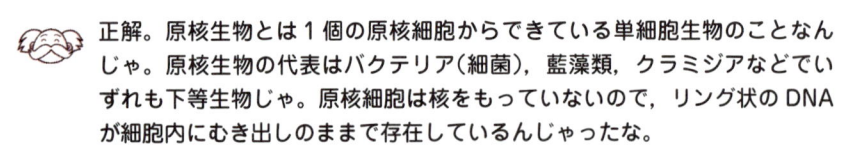

> ここで復習じゃ。生きものをかたちづくる細胞には2種類あったが，覚えとるかな？

> 原核細胞と真核細胞です。

> 正解。原核生物とは1個の原核細胞からできている単細胞生物のことなんじゃ。原核生物の代表はバクテリア（細菌），藍藻類，クラミジアなどでいずれも下等生物じゃ。原核細胞は核をもっていないので，リング状のDNAが細胞内にむき出しのままで存在しているんじゃったな。

> 一方，ヒトなどの多細胞生物を形づくる真核細胞は，棒状のDNAが核の内部に保管されているんですよね。

　さて，その原核細胞と真核細胞では，転写と翻訳のしかたもかなり異なる。原核細胞では，DNAがそのまま遺伝子であるから，転写されてできたmRNAがただちにリボソームに運ばれ，タンパク質をつくるための鋳型として働く。すなわち，転写と翻訳がほぼ同時に同じ場所で行われるのである。

　それともうひとつ，真核細胞にはタンパク質の合成にかかわらない，いわば不要なDNAが存在する。DNAからRNAに転写されたあとに，この不要な部分を取り除く編集が必要となる。これを**スプライシング**という。真核細胞ではスプライシングまでが核内で起こり，翻訳は核外で起こる。

原核細胞の転写と翻訳

File 78

真核細胞とは異なるシンプルなプロセス

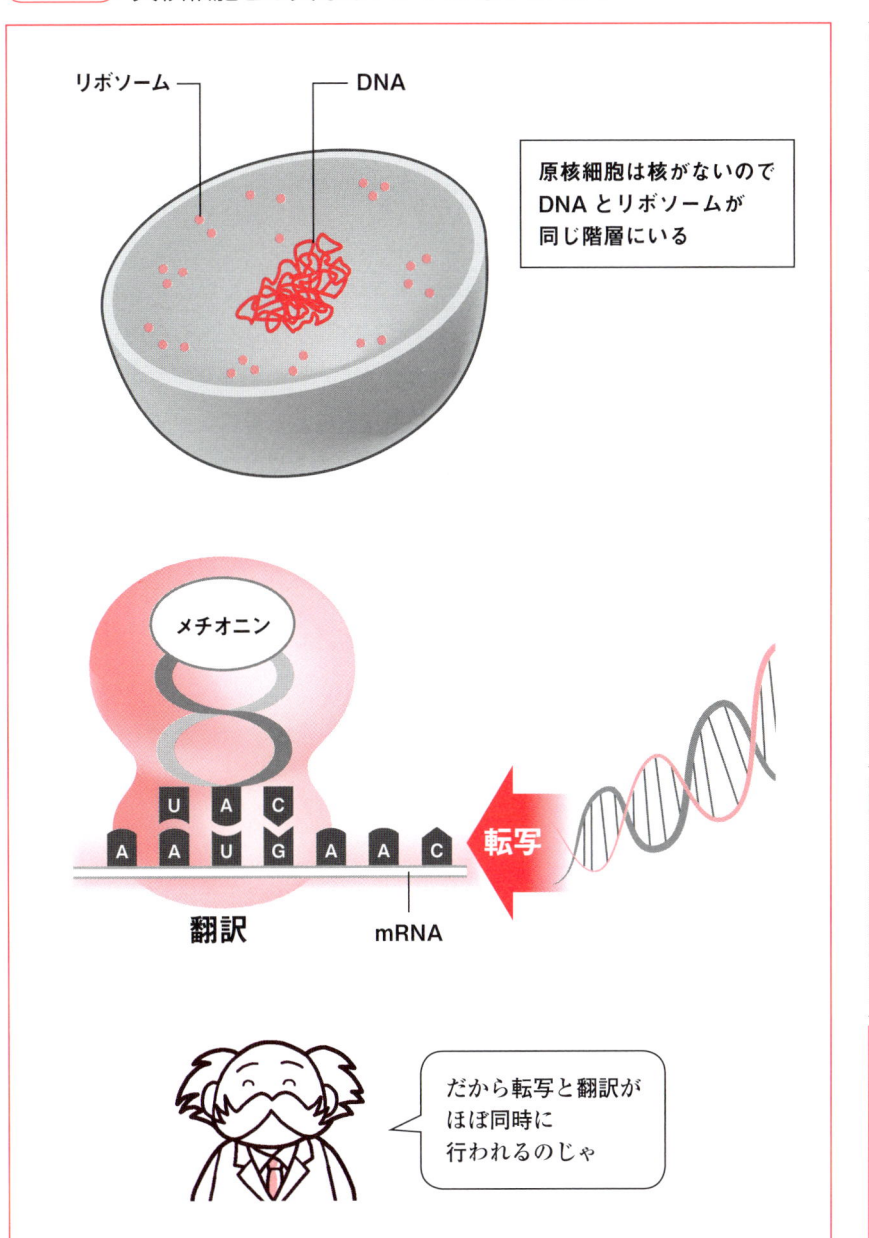

リボソーム
DNA

原核細胞は核がないので
DNAとリボソームが
同じ階層にいる

メチオニン

UAC
AAUGAAC
翻訳　mRNA

転写

だから転写と翻訳が
ほぼ同時に
行われるのじゃ

Chapter 5-13 RNAのスプライシング

未成熟なmRNAからイントロンを除去

　タンパク質の生産にかかわるDNAの部分を**エクソン**という。エクソンは，タンパク質を指令する遺伝子のシークエンスである。一方，**イントロン**はDNAでありながら，タンパク質を指令しないシークエンスである。ヒトDNAの2%がエクソン，98%がイントロンである。

　ヒトDNAのイントロンとエクソンのどちらもいったん転写され，長くて未成熟なmRNAができる。この未成熟mRNAは，このままではタンパク質の生産には利用されない。なぜかというと，タンパク質を指令しないイントロンを大量に含んだ未成熟なmRNAは，長過ぎて使えないからだ。

　だから，未成熟なmRNAからこの不要なイントロンを切り離し，成熟mRNAにしなければならない。これを**プロセッシング**と呼んでいる。

　プロセッシングは3段階からできている。第1段階は，約200個のポリAが未成熟mRNAの後部に，まるで尻尾のようにくっつく。

　第2段階は，それにキャップ（帽子）と呼ばれる異常な塩基がくっつく。キャップは何をしているかというと，mRNAがリボソームの正しい箇所に結合するための目印になっている。

　第3段階が，RNAを切ったり貼ったりする**スプライシング**である。スプライシングでは，RNAの上に飛び飛びに存在するエクソンをイントロンから切り出し，それをつなぎ合わせることで成熟mRNAができあがる。転写からプロセッシングまでが核内で起こっている。

　もちろんエクソンの切り出しは正確無比に実行されている。それはそうだ。もし1塩基でも切断箇所がずれてしまえば，mRNAの読み枠がずれてしまい，正しく機能するタンパク質ができないからである。

> 切り捨てられるほうのイントロンが98%！ ということはタンパク質の合成においてはDNAのほとんどの部分が無駄なんですね。

> 純くんの言うように以前まではイントロン＝無駄と考えられていたんじゃが，研究が進むにつれイントロンも重要な役割を担っていることがわかりつつあるんじゃ。

RNA のスプライシング

File 79

"未熟"な RNA を切り貼りして"成熟"させる

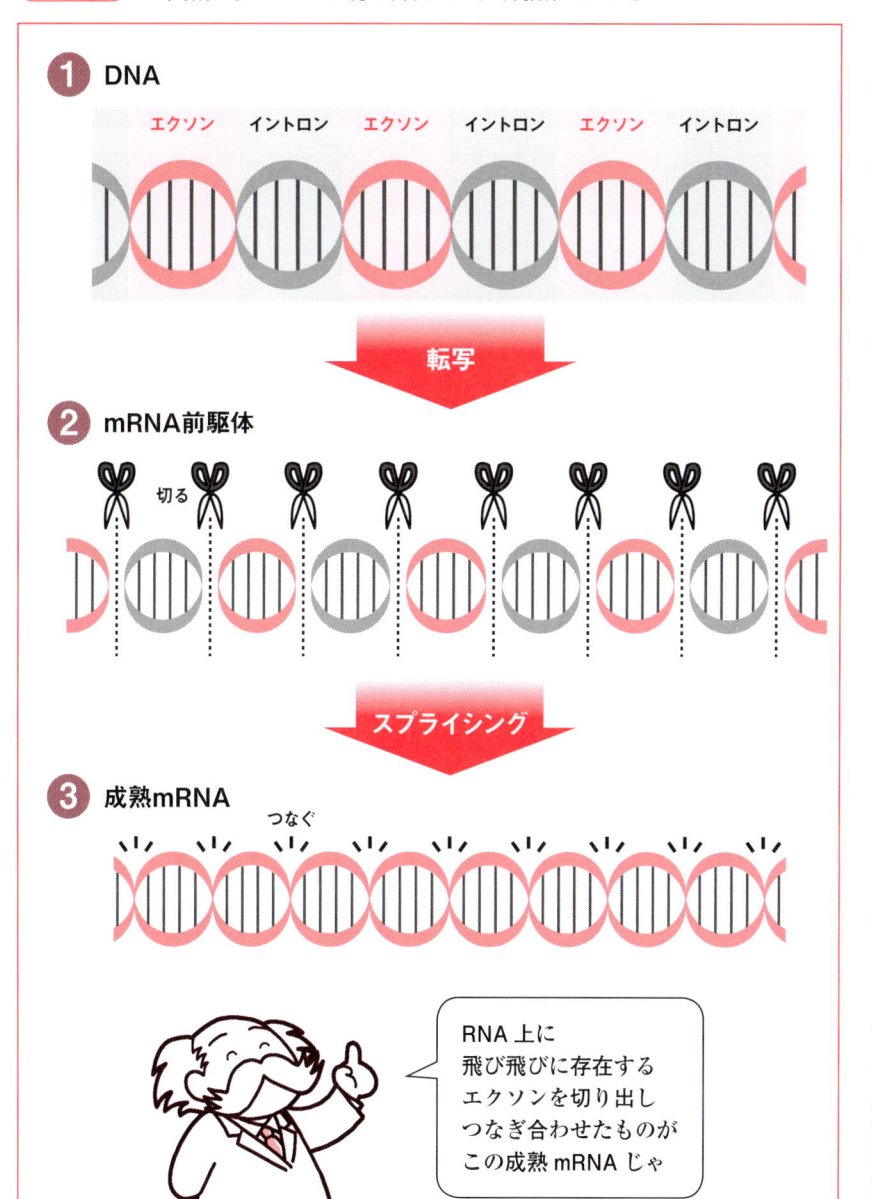

① DNA

エクソン　イントロン　エクソン　イントロン　エクソン　イントロン

↓ 転写

② mRNA前駆体

切る

↓ スプライシング

③ 成熟mRNA

つなぐ

> RNA 上に飛び飛びに存在するエクソンを切り出しつなぎ合わせたものがこの成熟 mRNA じゃ

Chapter 5-14 真核細胞のタンパク質は糖鎖がついて完成

ゴルジ体で行われる最後の仕上げ

　プロセッシングによって成熟mRNAができた。成熟mRNAは核内から細胞質に出ていってリボソームにドッキングする。このとき**キャップ**が目印となって成熟mRNAがリボソームの正しい箇所につくのである。そしてタンパク質が生産される。

　大腸菌などの原核細胞では，リボソームで生産されたばかりのタンパク質がそのまま完成品として利用されるが，真核細胞では完成までにもう1段階必要だ。

　すなわち，リボソームで生産されたタンパク質が，袋のような格好をした**ゴルジ体**に運ばれ，そこで糖鎖がつけられてタンパク質が完成する。糖鎖と聞いて砂糖を思い浮かべる人もいるかもしれない。砂糖は化学的にはスクロースのことで，ブドウ糖（環が1個）とフルクトース（環が1個）がつながった二糖類である。ここでいう糖鎖とは，数百もの糖がつながった長い糖のことである。

　このようにヒトタンパク質には糖鎖がついている。ところで，大腸菌にヒトタンパク質の遺伝子を入れて，タンパク質をつくらせるのがバイオテクノロジーであるが，これだと，できてきたタンパク質に糖鎖がつかない。大腸菌にはゴルジ体がなく，タンパク質に糖鎖をつける酵素が存在しないからだ。

　このため大腸菌でつくったヒトタンパク質と天然品とでは，アミノ酸の配列がまったく同じでも，性質がやや異なるものと考えたほうがよい。

　糖鎖がつかないタンパク質を医薬品として用いた場合，患者にアレルギー反応が起こるかもしれない。

　世界のバイオファームがヒト遺伝子をカイコ，ヒツジ，ウシなどの高等動物に入れてタンパク質をつくるのに躍起になっているのは，糖鎖をつけるためなのである。

File 80 タンパク質と糖鎖

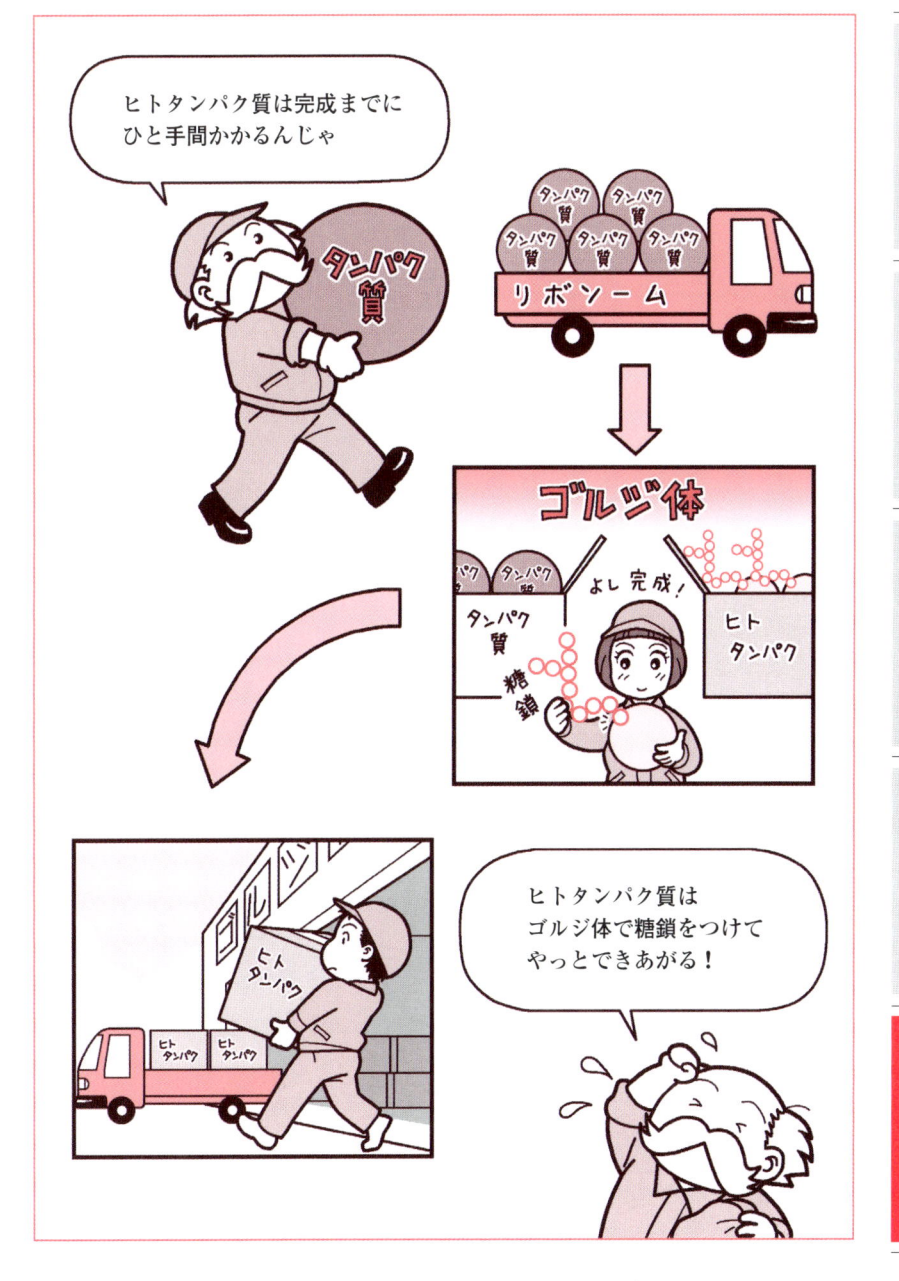

ゴルジ体は、タンパク質に糖鎖をつける化学工場

Chapter 5-15 DNAにミススペリングが起こっている

1個の塩基が変異しただけで病気が発生することも

　DNAをコピーするのが遺伝だが，このときの写し間違い，ミススペリングが起こる。このミススペリングを**変異**という。

　DNAの1個または多くの塩基が他の塩基に変わるのが変異である。変異が遺伝子に積み重なり，新たな生きものが誕生してきたのだから，変異は進化の原動力である。

　これが変異の長所であるが，短所は，がんを引き起こす原因になっていることだ。それまで統制のとれてきた細胞の成長と増殖のリズムが変異によって崩れ，細胞が限りなく増殖するようになる。これががん細胞の発生である。

　変異の代表は1個の塩基対が他の塩基対に変化するもので，これを**ポイント・ミューテーション**（**点突然変異**）と呼んでいる。

　ポイント・ミューテーションには，ミッセンス，ナンセンス，フレームシフト，ニュートラルの4つがある。

(a) **ミッセンス・ミューテーション**は，DNAの1個の塩基対が他の塩基対に変化するするため，mRNAの塩基配列が変わる。本来のアミノ酸とは異なるアミノ酸が入る。

(b) **ナンセンス・ミューテーション**は，アミノ酸を指令する**コドン**が終了コドンに変わってしまうもので，短いタンパク質ができる。

(c) **フレームシフト・ミューテーション**は，1個の塩基がDNAに挿入されたり，失われたりすることによって，mRNAの読み枠がずれてしまう変異である。読み枠がずれた地点から先は，本来とはまったく異なるアミノ酸がタンパク質に導入されるため，フレームシフト・ミューテーションは細胞にとって致命的である。

(d) **ニュートラル・ミューテーション**は，1個の塩基対が他の塩基対に変化するが，指令するアミノ酸には変化がない。ニュートラル・ミューテーションが発生しても細胞に実害はない。

File 81 進化と病気は表裏一体？

変異は進化の原動力となる一方で、がんなどの病気も引き起こす

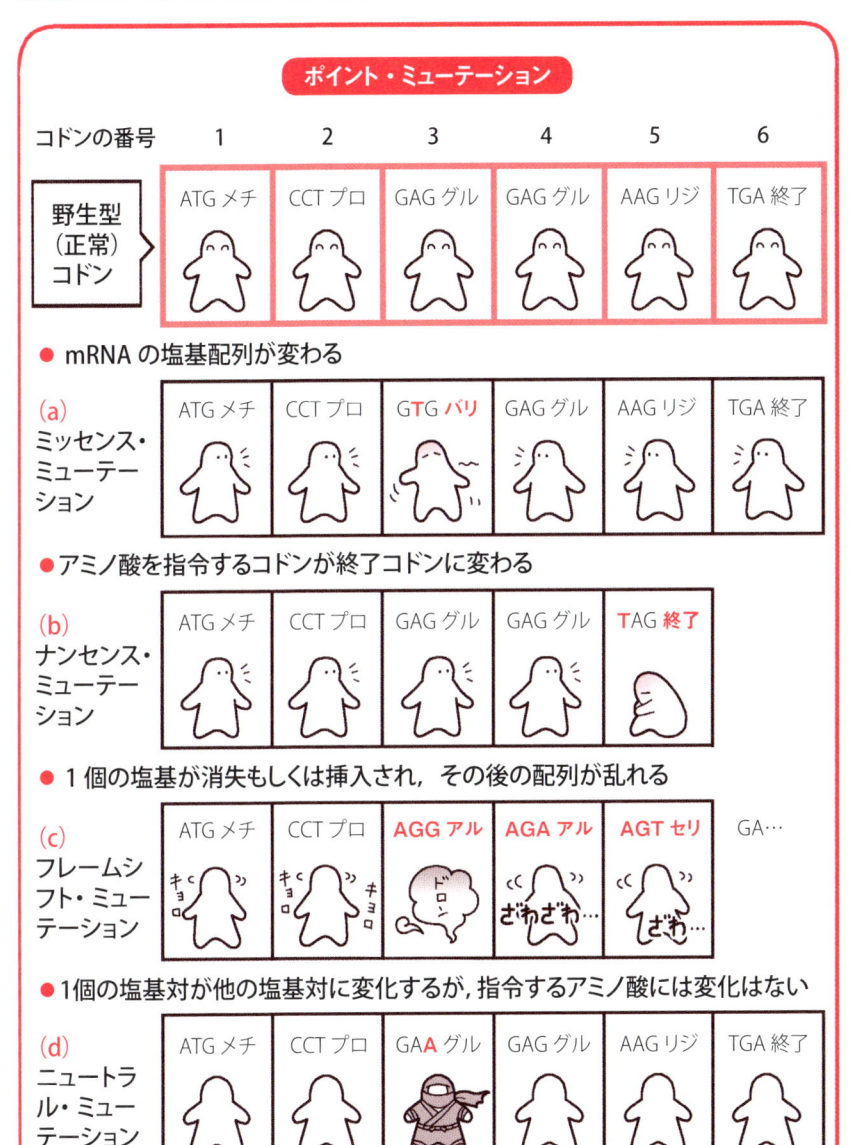

ポイント・ミューテーション

コドンの番号	1	2	3	4	5	6
野生型（正常）コドン	ATG メチ	CCT プロ	GAG グル	GAG グル	AAG リジ	TGA 終了

● mRNAの塩基配列が変わる

(a) ミッセンス・ミューテーション

| ATG メチ | CCT プロ | G**T**G バリ | GAG グル | AAG リジ | TGA 終了 |

● アミノ酸を指令するコドンが終了コドンに変わる

(b) ナンセンス・ミューテーション

| ATG メチ | CCT プロ | GAG グル | GAG グル | **T**AG 終了 | |

● 1個の塩基が消失もしくは挿入され、その後の配列が乱れる

(c) フレームシフト・ミューテーション

| ATG メチ | CCT プロ | **A**GG アル | **A**GA アル | **A**GT セリ | GA… |

● 1個の塩基対が他の塩基対に変化するが、指令するアミノ酸には変化はない

(d) ニュートラル・ミューテーション

| ATG メチ | CCT プロ | GA**A** グル | GAG グル | AAG リジ | TGA 終了 |

Chapter 5-16 ミススペリングを発生させる外的な要因

化学的，物理的，生物的要因ががん細胞を生む

　変異を発生させる外的な原因は，食品，食品添加物，タバコ，飲酒，薬，環境中の汚染物質である。これらは**化学的**，**物理的**，**生物的**の3つに分類できる。

　化学的な変異原は，ベンツピレン，アスベスト，アフラトキシン，ダイオキシンなどにさらされることである。

　物理的な変異原は，X線，ガンマ線，紫外線，放射線などの電磁波である。X線やガンマ線の照射によって1個の電子がDNAに与えられ，ここからDNAの切断がはじまる。また，紫外線を照射すると，隣接するチミンの間で化学反応が起こってくっついてしまう。それがチミン・ダイマーの形成である。

　チミン・ダイマーができると，DNAが歪んでしまうため，正しい塩基対の代わりに，誤った塩基対であるミスマッチ（AとTの塩基対ではなく，AとGの塩基対など）が形成されやすい。ミスマッチは，ポイント・ミューテーションの原因となる。

　そして生物的な変異原は，B型およびC型肝炎ウイルス（肝臓がん），ヒトパピロマウイルス（子宮頸がん），ヒト白血病ウイルス（白血病）などの発がんウイルスである。

細胞のがん化

　では，がんの発生する原因とそのプロセスをみていこう。変異原は，細胞を通過して核の中にある遺伝子DNAにぶつかり，ダメージを与える。このダメージがDNAが複製する前に修復されれば問題は発生しない。しかしDNAがダメージをもったまま複製されると，子孫の遺伝子に変異が発生する。

　もし変異が細胞の成長・増殖をコントロールする遺伝子に発生すれば，細胞は無制限に成長・増殖を始める。これが細胞のがん化である。

　もちろん，変異を抑えるしくみが存在する。次にそれをみていこう。

File 82 ミススペリング

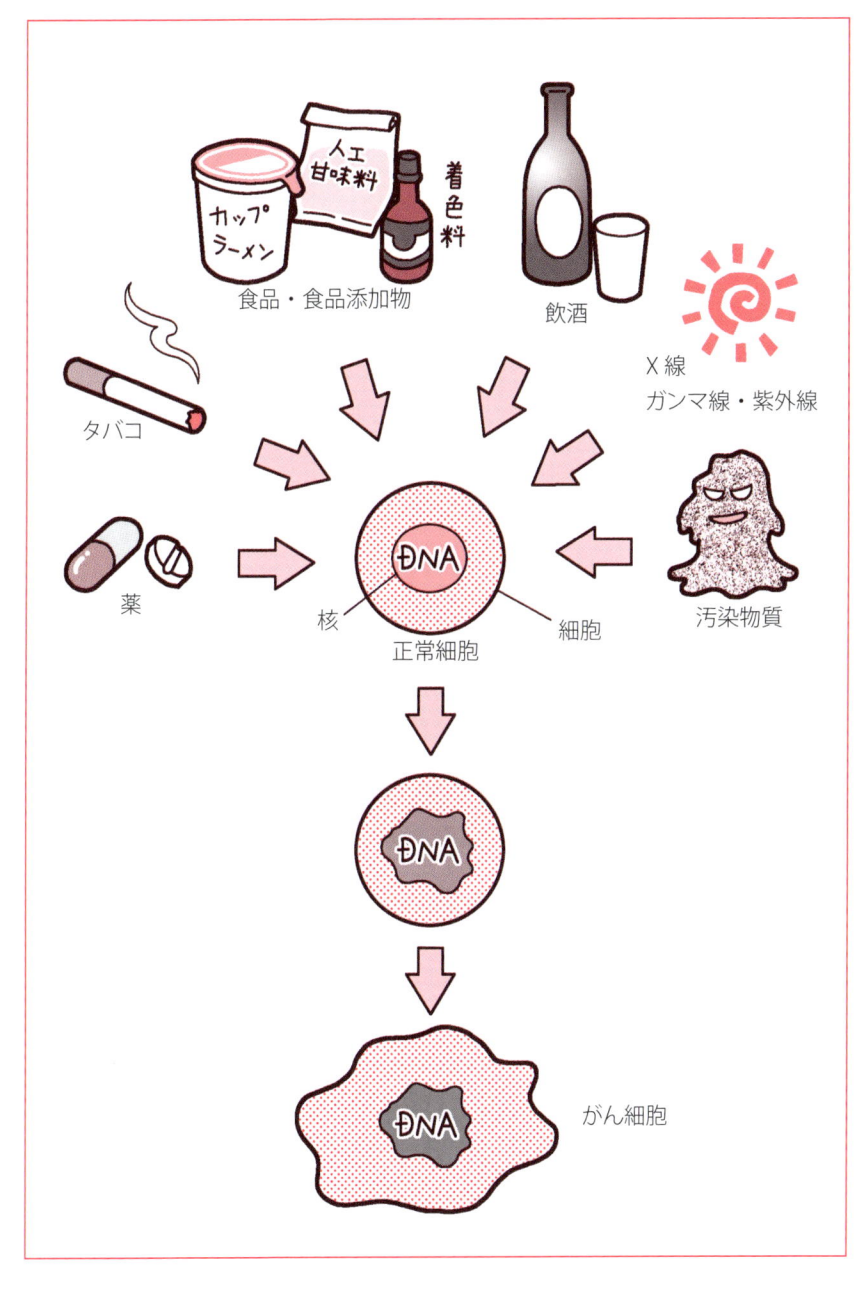

多岐にわたるミススペリングの発生要因

Chapter 5-17 DNAのミススペリングとその修復

ミススペリングを防ぐDNA修復酵素

　変異は病気を引き起こす原因となるから、できるだけ避けたい。変異を防ぐための有効な対策を立てるには、まず、その原因を知ることが肝心だ。変異の原因には内的なものと外的なものがある。

　内的な原因は、DNAをコピーするときに発生するエラーである。1個の**母細胞**が成長して2個の**娘細胞**に分裂する前に、まず、DNAが複製される。DNAは**DNAポリメラーゼ**によって非常に高い精度で複製されているが、きわめて稀にエラーが発生する。どれくらいの頻度でエラーが発生するかというと、1回、約30億個の塩基対の複製に対して約3個である。すなわち、10億回のうち9億9,999万9,999回はDNAを正しくコピーし、間違いはわずか1回ということだ。

　DNAをコピーし新しいDNAをつくる複製は、DNAポリメラーゼが担当する。一方、DNAをコピーしmRNAをつくる転写は、**RNAポリメラーゼ**が担当する。RNAポリメラーゼのエラーの頻度は10万塩基に1塩基と、DNAポリメラーゼにくらべ1,000倍も高い。遺伝にとって複製が転写よりも重要なことがわかる。

　驚異の正確さでDNAがDNAポリメラーゼによってコピーされている。それでも1回の細胞分裂あたり3個のコピーミスが発生している。コピーミスの発生は本質的なもので、私たち個人の精進や心がけによって減らせるものではない。

　だが通常、このエラーは**DNA修復酵素**という酵素が修正している。このためDNA修復酵素が正常に働いている限り、健康への被害はない。

　　ミスの割合が10億分の1ってすごい精度ね。

　　RNAの10万分の1でもすごいのに、恐れ入るよ。

　　我々の生命は、それらの正確性のうえに成り立っておるんじゃよ。

File 83 DNA修復酵素

正常に機能する限り，健康被害の心配はほぼゼロ

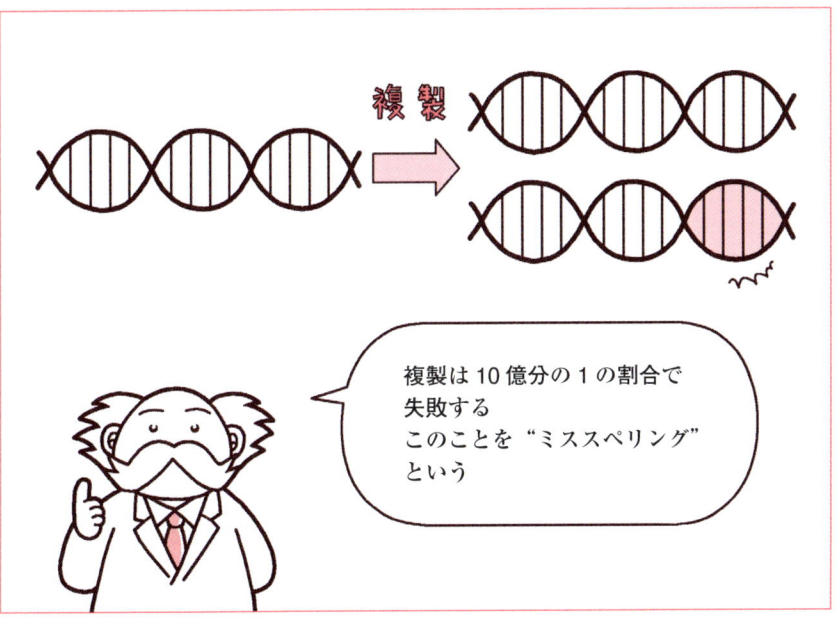

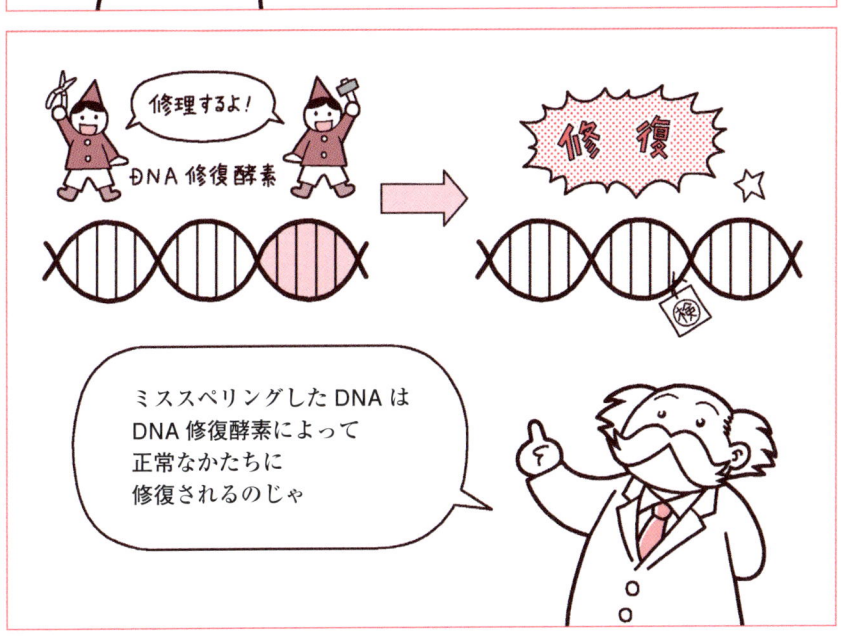

複製

複製は10億分の1の割合で失敗する
このことを"ミススペリング"という

修理するよ！
DNA修復酵素

修復

ミススペリングしたDNAはDNA修復酵素によって正常なかたちに修復されるのじゃ

Chapter 5-18 DNAダメージを修復する5つのステップ

応用範囲の広い除去修復

　DNAに起こったダメージを迅速に修理するのが，**除去修復**と呼ばれる修理法である。除去修復の主役は**DNA切断酵素**だ。たとえば，UV照射でできた**チミン・ダイマー**[※1]によるダメージの修復，アルキル化剤[※2]による塩基のダメージの修復，ベンツピレン[※3]などのアデニンやグアニンへのドッキングによるダメージも修復する。

　では，DNA切断酵素によるDNAダメージの修復のしくみをチミン・ダイマーを例にみていこう。

ステップ1：太陽光やUVの照射によってチミン・ダイマーができる。これを**DNA修復酵素**が発見する。DNA修復酵素がDNAのUVダメージを修理するので，この遺伝子あるいはそれによって指令される酵素をUVに抵抗するという意味で**Uvr**と呼んでいる。

ステップ2：Uvrはダメージの発生した箇所にドッキングし，ダメージの周辺に2個の**ニック**（切れ目）を入れる。

ステップ3：2個のニックが入った塩基対は，もう一方の健全なDNA鎖から離れる。このときに活躍するのが，DNAを巻き戻すDNAヘリカーゼである。ニックが入った塩基対は健全なDNA鎖から離れる。

ステップ4：ニックが入った塩基対が切り出され，隙間ができる。この隙間にふたたび塩基を正しい配列で埋めねばならない。この役目を果たすのがDNAポリメラーゼである。DNAポリメラーゼは，ダメージを受けていないDNA鎖を鋳型にして切り取られた塩基対を新たに作成する。

ステップ5：新たに作製した塩基対と古いDNAをノリづけしなければならない。これはDNAリガーゼの仕事だ。DNAダメージによって失われたかにみえた遺伝情報は，5つのステップで見事に回復した。

※1：過度の日光に当たると発生。
※2：抗がん剤の多くはアルキル化剤。
※3：燃焼によって発生。

DNA ダメージの修復

File 84

ダメージ除去修復の主役 "DNA 切断酵素"

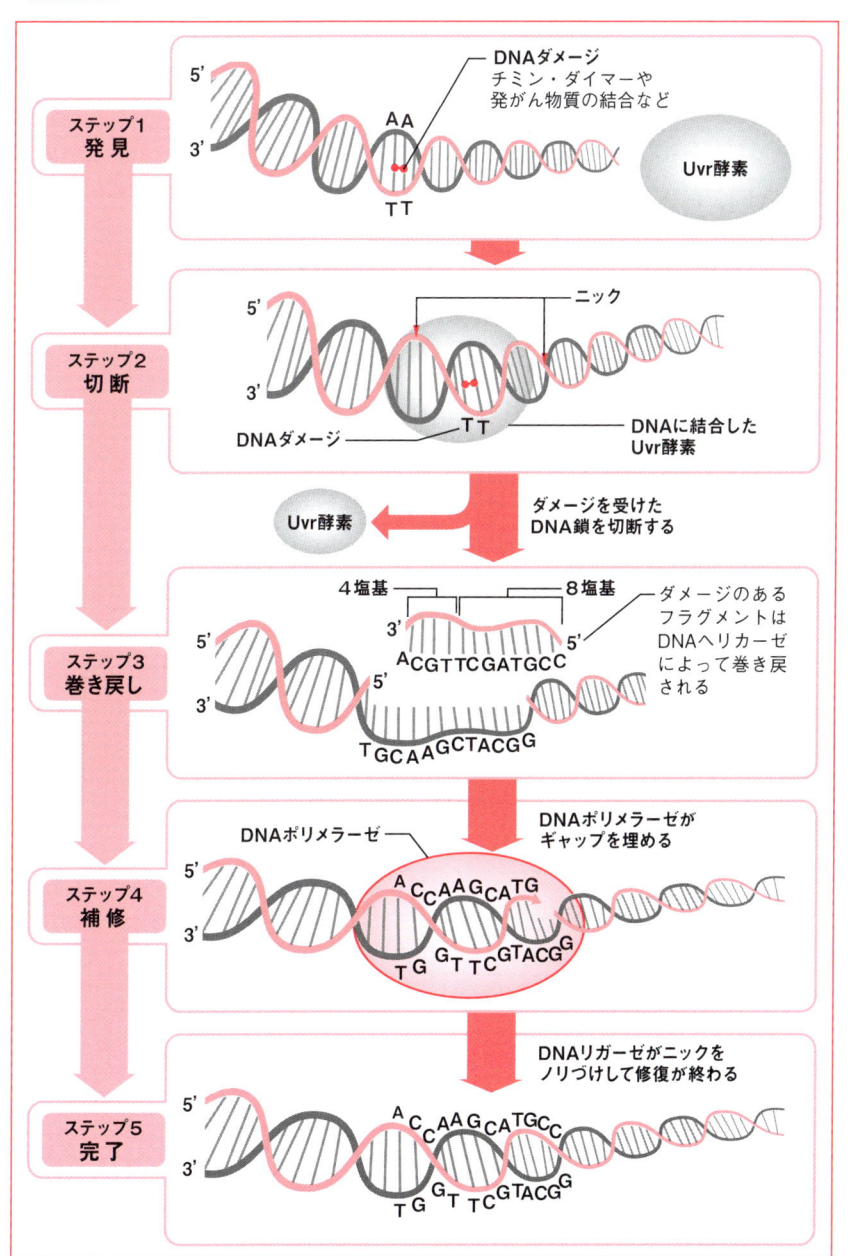

ステップ1 発見

- DNAダメージ：チミン・ダイマーや発がん物質の結合など
- Uvr酵素

ステップ2 切断

- ニック
- DNAダメージ
- DNAに結合したUvr酵素
- ダメージを受けたDNA鎖を切断する

ステップ3 巻き戻し

- 4塩基 / 8塩基
- ACGTTCGATGCC
- TGCAAGCTACGG
- ダメージのあるフラグメントはDNAヘリカーゼによって巻き戻される

ステップ4 補修

- DNAポリメラーゼ
- ACCAAGCATG
- TGGTTCGTACG
- DNAポリメラーゼがギャップを埋める

ステップ5 完了

- ACCAAGCATGCC
- TGGTTCGTACGG
- DNAリガーゼがニックをノリづけして修復が終わる

p53が細胞の自殺を命令する

ダメージの大小によって修復と破壊を判定

　絶えずダメージを受けるDNAを修復するしくみを統括するボスがいる。ボスは，**p53**と呼ばれる特別ながん抑制遺伝子である。

　DNAに起こったダメージの程度を見て，p53は，修理するか，それとも修理せずに細胞を自殺させるのかを判断する。だから，p53は「**細胞の守護神**」とも呼ばれる。

　p53が「修理する」と判断するのは，ダメージがわりと少なく，それほど深刻でない場合である。一方，修理せずに細胞を自殺させるのは，DNAダメージがあまりに多く，完全な修理ができない場合である。このときp53は，細胞を自らの手で殺すのではなく，細胞に自殺を命じる。細胞の自殺のことを**アポトーシス**という。

　なぜ，細胞を自殺させるのかというと，細胞ががん化してどんどん増殖すれば，個体の生存が危なくなるからだ。それよりは，細胞ががん化する前に死んでくれるほうが個体の利益になるのは明らかだ。

　ボスが正常に働いているなら，たとえDNAダメージが発生したとしても，がんになる可能性は低い。ボスの判断力が個体の生死を大きく左右する点で，生きものと人間社会はよく似ている。

　だが，ボスであるp53が壊れるか，あるいはすっかり脱落してしまうなら，細胞はどうなるか。答えは明白で，たとえDNAにダメージが発生したとしてもDNA修復システムが稼働しない。それだけではない。細胞にアポトーシスも命じないから，ダメージを受けたDNAが複製してたくさんの変異が発生し，これが新しい細胞に分配される。こうして誕生した多くの変異をもった細胞は，がん細胞に変身する。

　がん患者のDNAを調べると，その過半数はp53に異常が発見されている。このためがんの遺伝子治療では，p53を患者に導入することが多いのである。

File 85 「p53」という細胞の守護神

「修理」か「自殺宣告」を判断

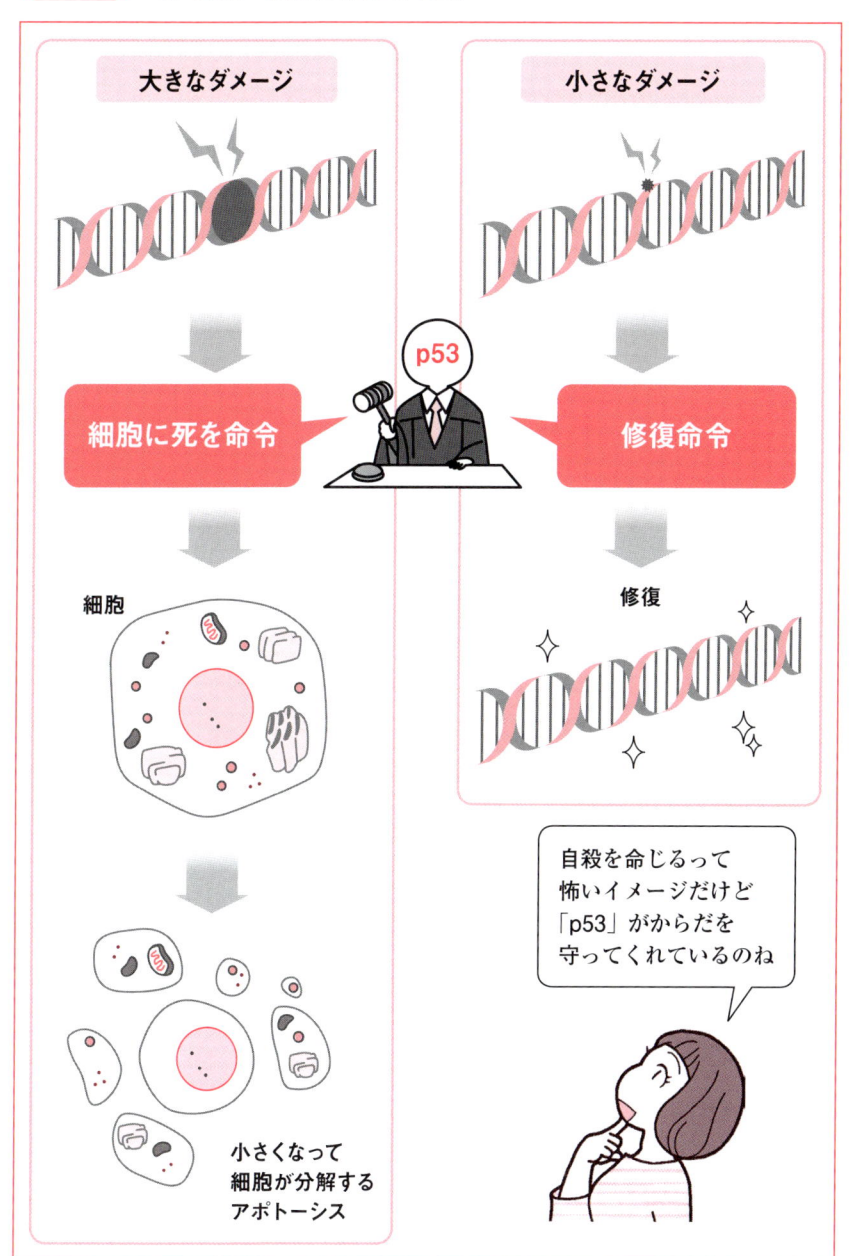

大きなダメージ
→ 細胞に死を命令
→ 細胞
→ 小さくなって細胞が分解するアポトーシス

小さなダメージ
→ 修復命令
→ 修復

p53

自殺を命じるって怖いイメージだけど「p53」がからだを守ってくれているのね

第5章 からだの情報学

Chapter 5-20 DNAを破壊する活性酸素，DNAを守る抗酸化物質

> DNAを壊す活性酸素にも触れておこう。活性酸素はどういうものだったか覚えとるかな？

> 呼吸で吸い込んだ酸素が体内で有毒物質に変化したものです。

> うむ。活性酸素にはスーパーオキシド（・OH，・OOH）があるんじゃ。

体内で酸素が有毒物質に変化

スーパーオキシドは，紫外線（UV）やX線などの電磁波が酸素に照射されてできる。スーパーオキシドが人体の水に溶けると，・OH（**ヒドロキシラジカル**），・OOH（**パーオキシラジカル**）ができる。このうち・OHが最強の活性酸素である。

これら活性酸素は，いずれもDNAと化学反応し，ダメージを与える。このダメージが完全に修復されればよいが，残っていればDNAに変異を引き起こす原因になる。

活性酸素の発生元は，電磁波，空気汚染，喫煙がよく知られているが，これに限らず，生体を防御する免疫システムやミトコンドリアでの代謝からも大量に発生している。すなわち，ヒトが生きる限り，活性酸素の発生をなくすことはできない。

活性酸素によるDNAのダメージはいくつも知られている。たとえば，活性酸素はDNAのグアニンと反応し，**8-ヒドロキシグアニン**になる。もしこれが修復されないまま，DNAが複製すると，新しくできたDNAに変異が発生する。喫煙によって肺，胃，腎臓，直腸がんが増加するが，このとき，8-ヒドロキシグアニンが尿や精液に蓄積することも判明している。

しかも，**p53遺伝子**にもGがTに変わる（G→T）ポイント・ミューテーションが発生している。

しかし，緑黄色野菜の摂取によって尿中の8-ヒドロキシグアニンが減少することが確認されている。緑黄色野菜に含まれる抗酸化物質が活性酸素を消去し，DNAを守っていることがわかる。

File 86 活性酸素がDNAと化学反応し,ダメージを与える

活性酸素の発生をゼロにすることはできない

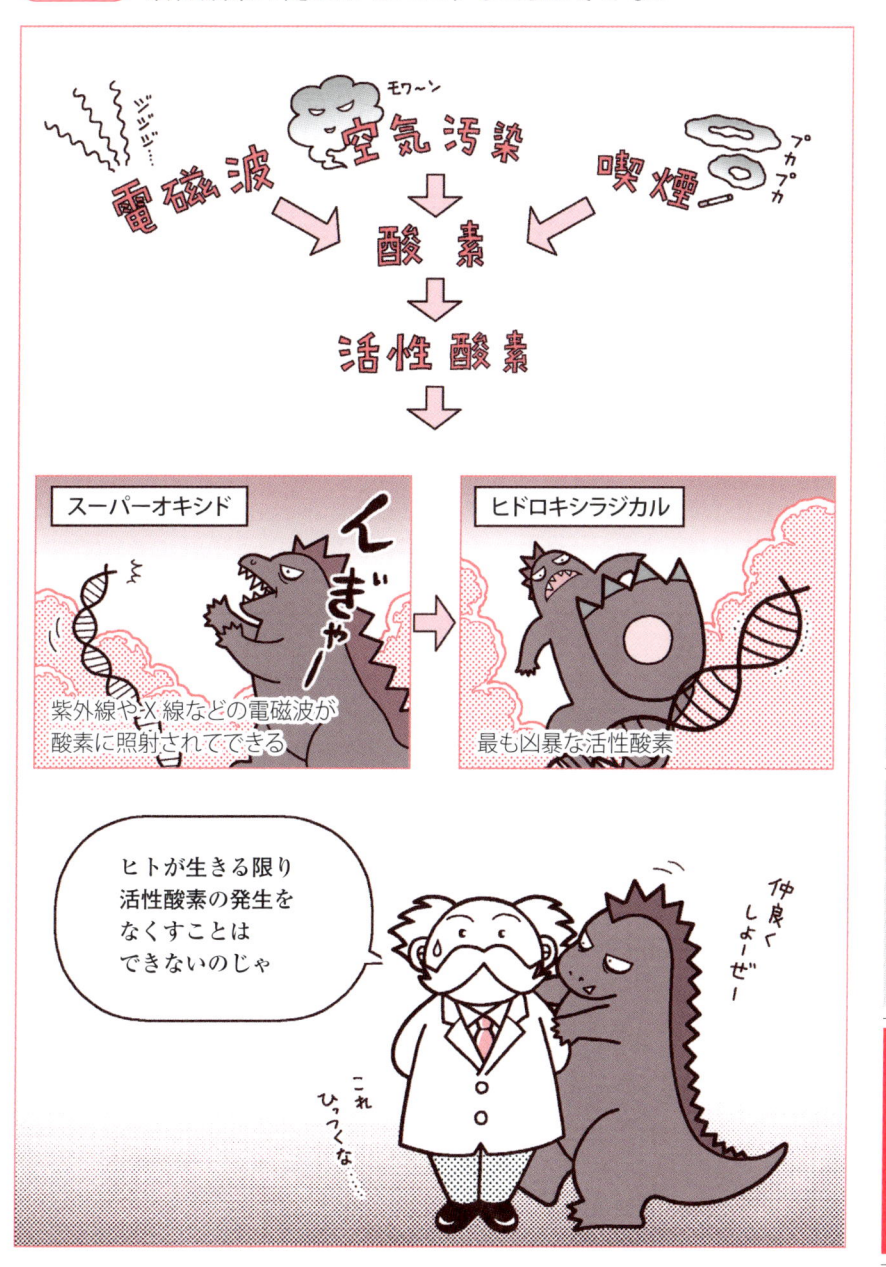

電磁波 空気汚染 喫煙
↓
酸素
↓
活性酸素
↓

スーパーオキシド
紫外線やX線などの電磁波が酸素に照射されてできる

ヒドロキシラジカル
最も凶暴な活性酸素

ヒトが生きる限り活性酸素の発生をなくすことはできないのじゃ

仲良くしよーぜー

これ　びっくしな……

Chapter 5-21 抗酸化物質が活性酸素を分解する

自らが犠牲になることで生体の酸化を防止

抗酸化物質とは，活性酸素に電子を与えることで，活性酸素が生体物質から電子を盗むのを防ぐ物質のことである。抗酸化物質は，自らが犠牲になることで，DNA，タンパク質，細胞膜などの生体物質が酸化されるのを防ぐ。

代表的な抗酸化物質に，SOD，ビタミンA，C，E，フラボノイド，β-カロチン，リコペンなどがある。抗酸化物質は活性酸素を水と酸素に分解する。

リコペンはトマトやサケに豊富に含まれる色素である。トマトの赤色，サケの紅色はリコペンによる。リコペンの抗酸化作用はβ-カロチンの約10倍であり，動物やヒトでの実験でも抗がん作用が確認されている。

フラボノイドにはカテキンやアントシアニンがあり，ビタミンCやEよりも高い抗酸化作用がある。カテキンは茶に，アントシアニンは赤ぶどうの皮に大量に含まれる。

SODは，スーパーオキシドを過酸化水素と酸素に分解する。そして過酸化水素はカタラーゼによって酸素と水に分解される。SODの活性中心には，銅が必要である。カタラーゼの働きには鉄が要求される。

赤血球には過酸化水素を酸素と水に分解する**グルタチオンパーオキシダーゼ**という酵素が見つかっている。グルタチオンパーオキシダーゼでおもしろいのは，異常アミノ酸である**セレノシステイン**を1個含むことだ。セレノシステインは，システインのイオウ原子がセレン原子に置き換わったものだ。

そして電磁波を照射した細胞に**セレニウム**を加えると，細胞のがん化が妨げられる。セレニウムが，グルタチオンパーオキシダーゼの働きを助け，活性酸素を分解するためと理解されている。

> 食べものから摂取した栄養素から効率よくエネルギーを取り出すには酸素が必要。体内に入った酸素の2％が活性酸素に変化する。だから，活性酸素は必ず発生する。ただ抗酸化物質を努めて摂ることでがんのリスクを下げることは可能といわれておる。

File 87 抗酸化物質

抗酸化物質はがんの予防にも役立っている

抗酸化戦隊		予防に有効ながんの種類
リコペンレッド！	リコペン	前立腺がん
ビタミンCブルー	ビタミンC	すべてのがん，とりわけ胃がん
ビタミンEイエロー	ビタミンE	扁桃がん，食道がん
セレニウムピンク	セレニウム	肺がん，大腸がん，前立腺がん
β-カロチングリーン	β-カロチン	肺がん，乳がんなど

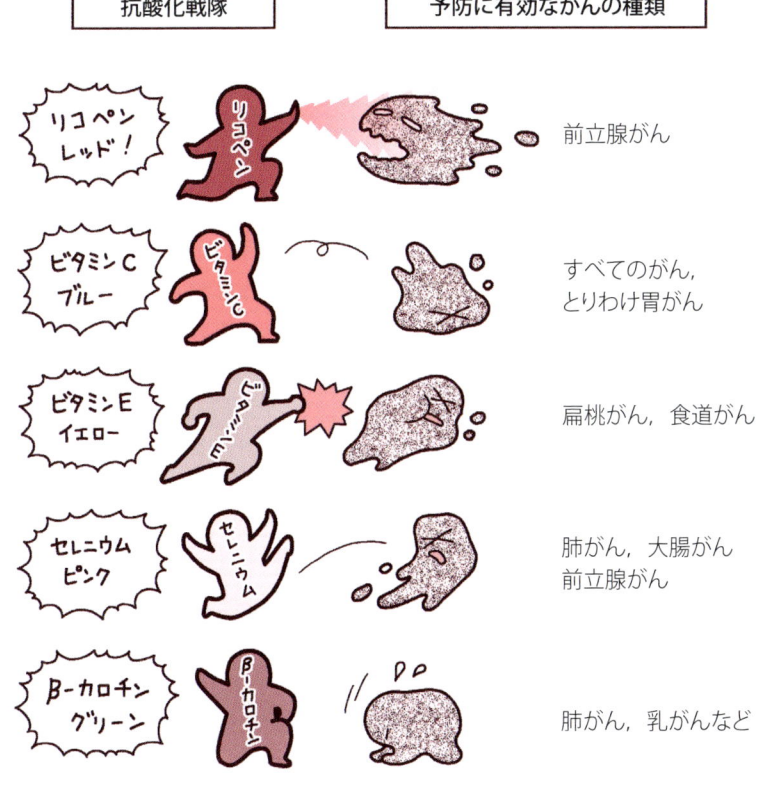

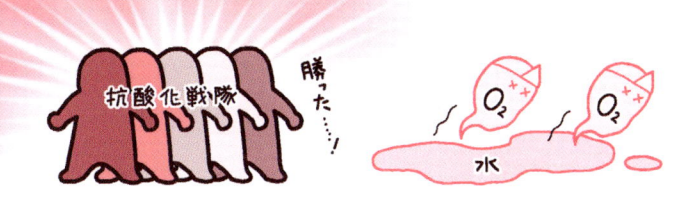

抗酸化戦隊の活躍で活性酸素は水と酸素に変えられ，体内の平和は守られたのだった…！

Column

ミススペリングはがんを引き起こす

　古くなった細胞やダメージを受けた細胞が新しい細胞に置き換わることで，私たちは元気に生きることができる。だから，細胞は成長し，増殖しなければならない。だが，どんどん増殖してよいというものではなく，秩序だったものでなければならない。

　細胞の成長・増殖は，自動車の運転にたとえるとわかりやすい。自動車にアクセルとブレーキがあるように，細胞の成長・増殖にもこれがある。自動車のアクセルに相当するのが**オンコ遺伝子**（より正確には**プロトオンコ遺伝子**というが簡略化のためオンコ遺伝子と呼ぶことにする）である。オンコは「がん」を意味するので，**がん遺伝子**とも呼ばれる。

　この名称は，まるでオンコ遺伝子ががんを発生させる遺伝子であるとの誤解を与えやすい。実は，オンコ遺伝子は正常細胞を成長させ増殖させるという大事な役割を果たしている。細胞には欠くことのできないオンコ遺伝子だが，変異によって狂ってしまうと，細胞を成長・増殖させるシグナルを送りつづけることになる。

　一方，自動車のブレーキに相当するのが，がん抑制遺伝子である。これは文字どおり，がんの発生を抑制する遺伝子で，わかりやすい。がん抑制遺伝子が正常に働いている限り，たとえオンコ遺伝子が破壊されてもがんは発生しない。

　このようにオンコ遺伝子のおかげで細胞が順調に成長・増殖し，がん抑制遺伝子のおかげで細胞はがんになることから守られている。

　だが，オンコ遺伝子とがん抑制遺伝子の両方に変異が発生し，どちらも本来の働きができなくなれば，どうなるか。細胞は本来の成長・増殖という正しい道を踏み外し，がんに向かってひた走るのである。このように変異はがんを発生させる原因になっている。

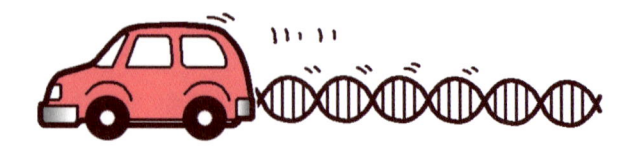

絵で学ぶ File一覧

本書は，知っておきたい生化学の要点をマンガや図を用いて87点のファイルにまとめています。それぞれの項目をイメージとして頭に定着させるためにご活用ください。

第1章 | からだの中で起きていること

- File 1　消化器系 ……………………………… 7
- File 2　消化器の役割 ………………………… 9
- File 3　細胞の営み・栄養素がつくる
　　　　からだの部品 ………………………… 11
- File 4　からだの構成成分 …………………… 13
- File 5　エネルギーの使い道 ………………… 15
- File 6　細胞の総数は変わらない …………… 17
- File 7　人体を構成する
　　　　システム（系） ……………………… 19
- File 8　原核細胞と真核細胞 ………………… 21
- File 9　真核細胞の器官の役割 ……………… 23
- File10　抗生物質の作用 ……………………… 25
- File11　生命を維持する三大栄養素 ………… 27
- File12　生体におけるエネルギー源の
　　　　主役はブドウ糖 ……………………… 29
- File13　血液の働き …………………………… 31
- File14　ヘモグロビンは酸素の
　　　　宅配業者 ……………………………… 33
- File15　「異化」と「同化」 ………………… 35
- File16　基質と酵素の関係 …………………… 37
- File17　「エネルギー通貨」ATP …………… 39
- File18　三大栄養素のエネルギー量 ………… 41
- File19　エネルギーを使って行う仕事(1) … 43
- File20　エネルギーを使って行う仕事(2) … 45
- File21　神経細胞 ……………………………… 47
- File22　活動電位 ……………………………… 49

第2章 | からだをつくる分子たち

- File23　糖質，タンパク質，脂質の
　　　　消化と吸収のしくみ ………………… 53
- File24　代謝経路 ……………………………… 55
- File25　DNAとRNAの基本構造 …………… 57
- File26　DNAの解明に挑んだ2人の
　　　　若手研究者 …………………………… 59
- File27　二重らせんの美しい構造 …………… 61
- File28　タンパク質の構造 …………………… 63
- File29　アミノ酸の性質 ……………………… 65
- File30　ペプチド結合 ………………………… 67
- File31　タンパク質の多様性 ………………… 69
- File32　タンパク質のかたちを
　　　　決める原理 …………………………… 71
- File33　タンパク質の立体構造 ……………… 73
- File34　糖質の構造 …………………………… 75
- File35　体内の即戦力"ブドウ糖" …………… 77
- File36　さまざまな糖のかたち ……………… 79
- File37　デンプン，グリコーゲン，
　　　　セルロースの違い …………………… 81
- File38　ごはんの粘り気の正体は
　　　　アミロペクチン ……………………… 83
- File39　脂質のかたち ………………………… 85
- File40　脂質の性質と炭素数の関係 ………… 87
- File41　脂肪酸の二重結合 …………………… 89
- File42　脂質の融点 …………………………… 91

第3章 | 生体の触媒

- File43　酵素の役割 …………………………… 95
- File44　酵素の化学反応にも
　　　　必要なチームプレー ………………… 97
- File45　先人が悩んだ
　　　　ビタミン不足による病気 …………… 99
- File46　ビタミンの名前 ……………………… 101

189

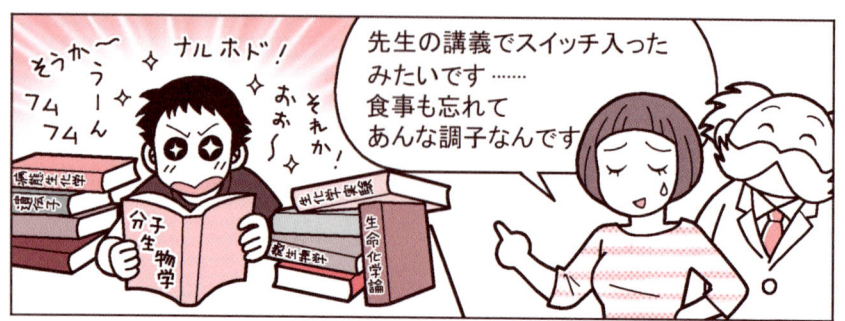

File47	脂溶性ビタミン	103
File48	水溶性ビタミン	105
File49	メジャー・ミネラル	107
File50	主なメジャー・ミネラルの働き	109
File51	酵素を助けるマイナー・ミネラル	111

第4章 ヒトが生きていくために

File52	呼吸代謝	115
File53	呼吸代謝・3つのシステム	117
File54	酸素に適応するために生きものが遂げた進化とは	119
File55	酸素がもたらすエネルギー効率向上という恩恵	121
File56	脳とエネルギー	123
File57	人体におけるビタミンの働き	125
File58	摂食中枢と満腹中枢	127
File59	食事と代謝の関係	129
File60	ABO式血液型	131
File61	血液型と糖鎖の関係	133
File62	血液凝固	135
File63	人体で最も多いミネラル「カルシウム」	137
File64	生体でのカルシウムの使われ方	139
File65	骨粗しょう症の症状	141
File66	骨からのカルシウム流出	143

第5章 からだの情報学

File67	動的平衡	147
File68	ヒト遺伝子	149
File69	体細胞と生殖細胞の染色体	151
File70	DNAとして働く遺伝子	153
File71	DNAの複製	155
File72	転写のしくみ	157
File73	レトロウイルスは"逆転写"を行う	159
File74	塩基の組み合わせでアミノ酸を指令する	161
File75	遺伝暗号表	163
File76	すべてのコドンが解読される	165
File77	「翻訳」のプロセス	167
File78	原核細胞の転写と翻訳	169
File79	RNAのスプライシング	171
File80	タンパク質と糖鎖	173
File81	進化と病気は表裏一体？	175
File82	ミススペリング	177
File83	DNA修復酵素	179
File84	DNAダメージの修復	181
File85	「p53」という細胞の守護神	183
File86	活性酸素がDNAと化学反応し，ダメージを与える	185
File87	抗酸化物質	187

索引

英字，ギリシャ文字

ADP（アデノシン二リン酸) …… 38
ATP（アデノシン三リン酸)
　………………… 28, 38, 54, 120
cal（カロリー) ………………… 40
DNA …………………… 56, 60, 148
DNA修復酵素 ………………… 178
DNA切断酵素 ………………… 180
DNAヘリカーゼ ……………… 154
DNAポリメラーゼ …………… 154
ES複合体 ……………………… 36
mRNA ………………………… 156
p53 …………………………… 182
RNA …………………………… 56
RNAポリメラーゼ …………… 156
TCA回路 ……………………… 116
tRNA ………………………… 166

αヘリックス …………………… 70
βシート ……………………… 70

あ行

アデニン ……………………… 56
アポ酵素 ……………………… 96
アポトーシス ………………… 182
アミノ酸 …………………… 62, 64
アミロース …………………… 82
アミロペクチン ……………… 82

異化 …………………………… 34
遺伝 …………………………… 146

遺伝暗号表 …………………… 162
遺伝子 …………………… 146, 152
イントロン …………………… 170

エクソン ……………………… 170
エステル結合 ………………… 84
エネルギー …………………… 40

オリゴ糖 ……………………… 78

か行

解糖系 ………………………… 116
核 ……………………………… 22
過酸化水素 …………………… 118
活性化エネルギー …………… 94
活性酸素 ………………… 118, 184
ガラクトース ………………… 76
カルシウム ……………… 136, 138

基質 …………………………… 36
基質特異性 …………………… 36
基礎代謝量 …………………… 128
逆転写 ………………………… 158
吸収 …………………………… 52

グアニン ……………………… 56
グリコーゲン ………………… 76
グリコシド結合 ……………… 78
クロマチン …………………… 148

血液 …………………………… 30
血液型 …………………… 130, 132

血液凝固	134	常染色体	150
血小板	134	小胞体	22
血栓	134	真核細胞	20, 22
血餅	134	神経細胞	46
ゲノム	148, 150		
原核細胞	20, 168	水溶性ビタミン	104
		スーパーオキシド	184
抗原－抗体反応	130	スプライシング	170
抗酸化物質	186		
抗生物質	24	静止膜電位	46
酵素	36, 94, 96, 112	成熟mRNA	170
呼吸代謝	114, 120	生殖細胞	150
骨粗しょう症	140	性染色体	150
コドン	160	摂食中枢	126
ゴルジ体	22, 172	セルロース	80
コレステロール	84	染色体	148
		セントラルドグマ	158

さ行

た行

再分極	48	体細胞	150
細胞	10, 12, 16	代謝	34, 54
酸素	120	脱分極	48
三大栄養素	26	多糖類	80
		単糖類	76
止血	134	タンパク質	62
脂質	84	タンパク質の構造	72
システム（系）	18		
シトシン	56	チミン	56
脂肪酸	86		
消化	52	電子伝達系	116
消化器系	6	転写	156
消化酵素	52	点突然変異	174
脂溶性ビタミン	102		

デンプン	80	不飽和脂肪酸	88
		フリー・ラジカル	184
同化	34	フルクトース	76
糖鎖	132, 172	フレームシフト・ミューテーション	174
糖質	74		
動的平衡	146	ペプチド結合	66
動脈硬化	142	ヘモグロビン	32
トランスファーRNA	166	変異	174
トリグリセリド	84	変性	72

な行

ナンセンス・ミューテーション	174	補因子	96
		ポイント・ミューテーション	174
二糖類	78	飽和脂肪酸	88
ニュートラル・ミューテーション	174	ホロ酵素	96
		翻訳	160, 166
ヌクレオソーム	148	

ま行

脳	122	マイナー・ミネラル	110
能動輸送	44	満腹中枢	126

は行

パーオキシラジカル	184	ミススペリング	174
ハイドロキシアパタイト	136	ミッセンス・ミューテーション	174
		ミトコンドリア	22
ヒストン	148	
ビタミン	98, 100, 124	メジャー・ミネラル	106
ヒトタンパク質	172	

や行

ヒドロキシラジカル	184	輸血	130

ら行

複製	154	リソソーム	22
ブドウ糖	28, 76	リボソーム	22, 166

193

著者略歴

生田 哲（いくた　さとし）

薬学博士。1955年北海道函館市生まれ。
シティ・オブ・ホープ研究所やカリフォルニア大学ロサンゼルス校（UCLA）などの博士研究員を経てイリノイ工科大学助教授（化学科）。米国では遺伝子やタンパク質の構造解析，ドラッグデザインをテーマに研究生活を送る。
現在は日本で精神や心の働きを物質レベルで解析するなど，最新科学にもとづいた著作の執筆を続けている。

著者による主なライフサイエンス図書

1. 「心の病は食事で治す」PHP新書
2. 「食べ物を変えれば脳が変わる」PHP新書
3. 「青魚を食べれば病気にならない」PHP新書
4. 「脳がめざめる食事」文春文庫
5. 「脳は食事でよみがえる」ソフトバンク，サイエンス・アイ新書
6. 「よみがえる脳」ソフトバンク，サイエンス・アイ新書
7. 「脳と心を支配する物質」ソフトバンク，サイエンス・アイ新書
8. 「がんとDNAのひみつ」ソフトバンク，サイエンス・アイ新書
9. 「脳にいいこと、悪いこと」ソフトバンク，サイエンス・アイ新書
10. 「子どもの頭脳を育てる食事」角川oneテーマ21
11. 「ボケずに健康長寿を楽しむコツ60」角川oneテーマ21
12. 「砂糖をやめればうつにならない」角川oneテーマ21
13. 「ドキュメント 遺伝子工学」PHPサイエンスワールド

読者アンケートのご案内

本書に関するご意見・ご感想をお聞かせください。

下記QRコードもしくは下記URLから
アンケートページにアクセスしてご回答ください
https://form.jiho.jp/questionnaire/book.html

※本アンケートの回答はパソコン・スマートフォン等からとなります。
　稀に機種によってはご利用いただけない場合がございます。
※インターネット接続料、および通信料はお客様のご負担となります。

初めの一歩は絵で学ぶ

生化学
からだの不思議を解き明かす

定価　本体1,800円（税別）

2013年9月20日　発　行	2020年4月20日　第4刷発行
2017年7月25日　第2刷発行	2024年4月30日　第5刷発行
2019年4月10日　第3刷発行	

著　者	生田　哲（いくた　さとし）
制　作	株式会社　ビーコム
作　画	ヤマダ　リツコ
発行人	武田　信
発行所	株式会社　じほう

　　　101-8421　東京都千代田区神田猿楽町1-5-15（猿楽町SSビル）
　　　振替　00190-0-900481
　　　＜大阪支局＞
　　　541-0044　大阪市中央区伏見町2-1-1（三井住友銀行高麗橋ビル）
　　　お問い合わせ　https://www.jiho.co.jp/contact/

©2013　　　　　　　　　　組版　（株）ビーコム　　印刷　日経印刷（株）
Printed in Japan

本書の複写にかかる複製、上映、譲渡、公衆送信（送信可能化を含む）の各権利は
株式会社じほうが管理の委託を受けています。

[JCOPY] ＜出版者著作権管理機構　委託出版物＞
本書の無断複製は著作権法上での例外を除き禁じられています。
複製される場合は、そのつど事前に、出版者著作権管理機構（電話 03-5244-5088、
FAX 03-5244-5089、e-mail：info@jcopy.or.jp）の許諾を得てください。

万一落丁、乱丁の場合は、お取替えいたします。
ISBN 978-4-8407-4500-0

初めの一歩は絵で学ぶ シリーズ好評販売中!

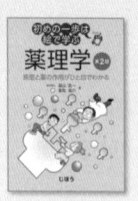

薬理学 第2版 疾患と薬の作用がひと目でわかる

黒山 政一、香取 祐介/著
定価1,980円(本体1,800円+税10%)
A5判/224頁/2019年3月刊/ISBN:978-4-8407-5165-0

「イラスト&解説」で疾患も治療薬も簡潔にイメージできる!
新薬や新項目「痛み(疼痛)」「真菌感染症」を追加し薬物数が大幅増加!

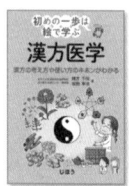

漢方医学 漢方の考え方や使い方のキホンがわかる

緒方 千秋、坂田 幸治/著
定価1,980円(本体1,800円+税10%)
A5判/184頁/2018年11月刊/ISBN:978-4-8407-5149-0

診断や処方選択、生薬の解説、名前の由来など、
難しそうな内容が簡単にわかりやすく学べる!

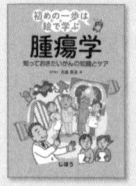

腫瘍学 知っておきたいがんの知識とケア

元雄 良治/著
定価1,980円(本体1,800円+税10%)
A5判/181頁/2015年4月刊/ISBN:978-4-8407-4653-3

知ってるつもりだった!?知らないままだった!?・・・
「がん」に関する素朴なギモンをここで解決!!

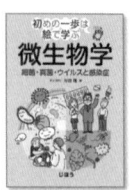

微生物学 細菌・真菌・ウイルスと感染症

杉田 隆/著
定価1,980円(本体1,800円+税10%)
A5判/181頁/2014年7月刊/ISBN:978-4-8407-4591-8

「菌トレ」で微生物学を完全マスター!
「わからない、むずかしい」を解消する!

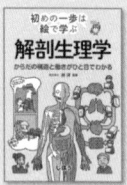

解剖生理学 からだの構造と働きがひと目でわかる

林 洋/監
定価2,200円(本体2,000円+税10%)
A5判/197頁/2014年6月刊/ISBN:978-4-8407-4588-8

「解剖学」「生理学」の学習で、もうつまずかない!

株式会社じほう https://www.jiho.co.jp/